# 新型冠状病毒肺炎疫情
# 心理危机干预实用手册

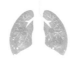

组　编　宁波市康宁医院　宁波市心理卫生协会
主　编　胡珍玉　边国林　禹海航

科　学　出　版　社
北　京

# 内 容 简 介

新型冠状病毒肺炎疫情引起广泛的社会心理、行为和情绪的连锁反应，防疫一线的工作人员、患者及家属、普通大众都面临着心理危机和负性情绪，如缺少有效的心理危机干预，可能引发一系列的应激反应，带来各种社会问题。

本书紧密契合新型冠状病毒肺炎疫情防控工作，以国家卫生健康委员会发布的《新型冠状病毒感染的肺炎疫情紧急心理危机干预指导原则》为指导，介绍了国际、国内先进的心理危机干预方法，并结合了一线专家多次参加重大危机事件心理危机干预的实践经验，以期传递给更多从事心理危机干预工作的同行。

本书可供专业心理师，精神科医师及其他各类医务人员，各单位心理工作者、人力资源工作者，行政管理工作者，教师等阅读，普通读者亦有一定的参考价值。

**图书在版编目(CIP)数据**

新型冠状病毒肺炎疫情心理危机干预实用手册 / 宁波市康宁医院，宁波市心理卫生协会组编；胡珍玉，边国林，禹海航主编. — 北京：科学出版社，2020.2
ISBN 978-7-03-064446-6

Ⅰ.①新⋯ Ⅱ.①宁⋯②宁⋯③胡⋯④边⋯⑤禹⋯
Ⅲ.①日冕形病毒−病毒病−肺炎−心理干预−手册
Ⅳ.①R395.6−62

中国版本图书馆 CIP 数据核字 (2020) 第 027059 号

责任编辑：潘志坚　闵　捷 / 责任校对：谭宏宇
责任印制：黄晓鸣 / 封面设计：殷　靓

科学出版社 出版

北京东黄城根北街 16 号
邮政编码：100717
http://www.sciencep.com

上海雅昌艺术印刷有限公司印刷
科学出版社发行　各地新华书店经销

*

2020 年 2 月第　一　版　开本：B5（720×1000）
2020 年 2 月第一次印刷　印张：4 1/2
字数：76 000

**定价：30.00 元**
（如有印装质量问题，我社负责调换）

# 《新型冠状病毒肺炎疫情心理危机干预实用手册》编委会

**指导单位**

宁波市卫生健康委员会

**支持单位**

宁波市科学技术协会

**主　编**

胡珍玉　边国林　禹海航

**主　审**

于恩彦

**副主审**

周文华

**编　委**

（以姓氏笔画排序）

王玉成　王晓筎　史尧胜　边国林　刘之旺　杨红英
李湘兰　吴向平　余瑞高　邹陈君　张子霁　张文武
张媛媛　金　琼　周东升　郑微微　胡珍玉　禹海航
高树贵　桑悦赟　崔静静　谢曙光

新型冠状病毒肺炎疫情心理危机干预实用手册

# 序

谁曾料到，2019年的冬季，如此刻骨铭心。

一个小小的新型冠状病毒（SARS-CoV-2）突袭人类，从武汉发酵，影响到全国乃至全球，给人类带来巨大的压力和挑战。目前世界卫生组织（WHO）已经把这个疾病命名为COVID-19（Corona Virus Disease 2019）。面对这场传染性极强的疾病，无论是每天面对铺天盖地信息以及数千新增病例数字的后方大众，抑或疑似病例和确诊的患者，还是穿着厚重"蚕蛹式"防护服战斗在生死一线的医护人员，以及面对重重困境要做出正确决断的决策者们，都是一场身体与精神的巨大压力与考验。

面对压力，人们自然而然会觉得紧张、焦虑，甚至恐惧。这是应付压力必然的状态，它已经遗传在生物体的基因里，有利于我们险中求胜，逢凶化吉。然而，如果这种焦虑恐惧状态持续时间过长或者过于严重，损伤到我们的躯体和大脑，那就需要医学的干预了。自2003年SARS疫情暴发以来，我国精神心理危机干预的体系、队伍与经验已经初具规模。这次疫情暴发不久，国家卫健委就迅速出台了《新型冠状病毒感染的肺炎疫情紧急心理危机干预指导原则》，同时，全国各地的精神卫生工作者纷纷行动，开展临床心理干预、科学研究、大众知识普及、人员培训等工作。本书就是全面战胜这场疫情的武器之一。

本书与目前众多的同类书籍相比，具有以下几个特点：

（1）简明扼要，通俗易懂；

（2）详细介绍了操作流程与工具，实用性强；

（3）对不同人群的心理危机干预做了要点介绍，操作性好；

（4）作者们大多参与过2003年的SARS疫情、2008年的汶川地震以及其他重大公共突发事件的心理危机干预工作，具有丰富的临床经验，这种在临床经验基础上提炼出来的理论更有价值。

因此，本书对心理危机干预临床一线人员来说，是一本非常实用的工具书。

开卷有益，希望此书能给 2020 带来更多的春意。

此为序。

李凌江

中华医学会精神病学分会主任委员

2020 年 2 月 16 日

谨识于　中南大学湘雅二医院

# 前　言

自 2019 年底武汉发现新型冠状病毒（SARS-CoV-2）感染的肺炎（Corona Virus Disease 2019，COVID-19）病例以来，一场关系到每个人生命健康的疫情防控战开始打响。

COVID-19 疫情的快速蔓延，引起了广泛的社会心理、行为和情绪的连锁反应，在个人以及社会层面都产生了大量亟待处理的心理干预难题。疫情发生正值春节，全国人民沉浸在各种疫情消息之中，对疾病的恐惧不断加大，有些人反应过度，产生心理障碍；奋战在一线的医护人员，既有暴露在疫情下的各种压力和紧张，还要面对患者大量负性情绪；对于患者以及患者家属，如果缺乏有效的心理危机干预，很可能带来更多的应激性情绪反应，个别严重者导致精神上崩溃，甚至变得麻木，继而诱发一系列的应激反应和应激障碍，不仅影响躯体疾病的发展，而且诱发创伤后应激障碍（PTSD）及其他精神心理疾病，继而带来各种社会问题。因此，针对 COVID-19 实施生物医学防治的同时，心理、社会问题也需要提前介入和预防、及时应对、长期修复和监测。在这特殊时刻，无论个体以及社会都需要心理疏导、心理安抚和心理干预。

本书作者意识到心理危机干预在 COVID-19 疫情中的重要性和紧迫性，第一时间根据自己多年的工作经验，收集整理各级卫生行政部门和精神卫生学术组织有关疫情防治和心理干预的相关资料，并组织团队进行本书的编写，希望能对专业人员和社会公众提供必要的帮助。

由于疫情形势紧迫，编写组在承担疫情防护工作的同时，撰写此书，虽经反复修订，不足在所难免，有错误、欠妥之处望各界不吝指正。

主编

2020.2

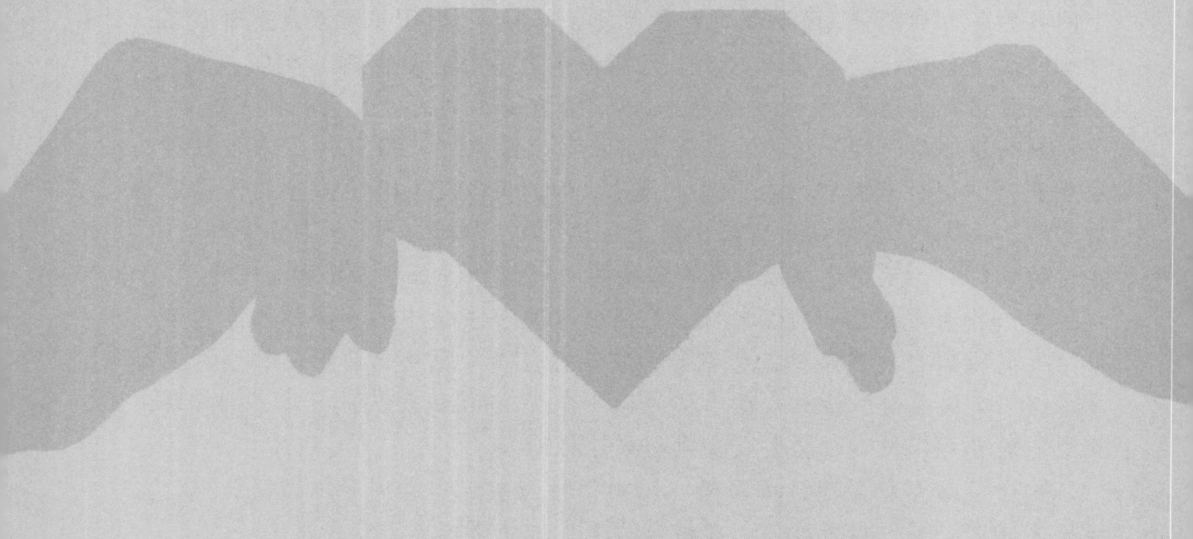

# 目　录

新型冠状病毒肺炎疫情心理危机干预实用手册

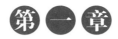

# 第一章
# 疫情基本知识及防控要点

　　自 2019 年 12 月以来，湖北省武汉市陆续发现了多例新型冠状病毒（SARS-CoV-2）感染的肺炎（COVID-19，本书简称"新冠肺炎"）患者，不到 1 个月时间迅速蔓延至全国 31 个省（自治区、直辖市）和新疆生产建设兵团，并在日本、新加坡、泰国、英国、俄罗斯、美国、加拿大、意大利等多个国家出现输入性病例。截至 2020 年 3 月 3 日 24 时，31 个省（自治区、直辖市）和新疆生产建设兵团累计报告确诊病例 80422 例，累计死亡病例 2984 例，现有疑似病例 520 例。为加强疫情的防控，2020 年 1 月 20 日，经国务院批准，国家卫生健康委员会将新型冠状病毒感染的肺炎纳入《中华人民共和国传染病防治法》规定的乙类传染病，并采取甲类传染病的预防、控制措施；1 月 30 日，世界卫生组织（WHO）宣布新型冠状病毒感染的肺炎疫情为国际关注的突发公共卫生事件。

## 一、新型冠状病毒

　　新冠肺炎的病原体是新型冠状病毒。冠状病毒是自然界广泛存在的一类病毒，因在电镜下观察该病毒形态类似王冠而得名。目前发现，冠状病毒仅感染脊椎动物，可引起人和动物呼吸道、消化道和神经系统疾病。2002 年 11 月首现于中国广东省的严重急性呼吸综合征的病原体为 SARS 冠状病毒（SARS-CoV），2012 年 9 月首现于沙特的中东呼吸综合征的病原体为中东呼吸综合征病毒（MERS-CoV），也是冠状病毒的一种，而此次首现于中国武汉的新冠肺炎被世界卫生组织命名为 COVID-19（Corona Virus Disease 2019），国际病毒分类委员会将新型冠状病毒命名为"SARS-CoV-2"（Server Acute Respiratory Syndrome Coronavirus 2）。其基因特征与 SARS-

CoV 和 MERS-CoV 有明显区别，故称之为新型冠状病毒。

根据对 SARS-CoV 和 MERS-CoV 理化特性的研究，推测该病毒也对紫外线和热敏感，56℃加热 30 分钟、乙醚、75% 乙醇、含氯消毒剂、过氧乙酸和氯仿等脂溶剂均可有效灭活病毒，氯己定不能有效灭活病毒。

## 二、新冠肺炎的传染源

根据流行病学调查结果提示，最早的传染源来自野生动物，可能为中华菊头蝠。目前所见传染源主要是新型冠状病毒感染的患者，无症状感染者也可能成为传染源。

## 三、新冠肺炎的传播途径

经呼吸道飞沫传播是主要的传播途径，根据飞沫传播的动力学研究，传播范围一般在 1 ～ 2 米半径范围内；也有少部分病例报道提示可以通过接触传播，如通过眼结膜接触传播（用摸过污染物品的手揉搓眼睛）。在相对封闭的环境中长时间暴露于高浓度气溶胶情况下，存在气溶胶传播的可能。由于在粪便及尿中可分离到新型冠状病毒，应注意粪便及尿对环境污染造成气溶胶或接触传播。

## 四、新冠肺炎的易感人群

因该病为新发传染病，人群尚未对其产生特异的免疫力，故全人群对该病毒普遍易感，尤其老年人及有基础疾病者感染后病情较重，儿童及婴幼儿也有发病。

## 五、新冠肺炎的临床分型和临床表现

### （一）临床分型

根据是否有临床症状，是否有肺炎、肺炎的严重程度，是否出现呼吸衰竭、休克，有无其他器官功能衰竭等，可将新冠肺炎分为以下几种类型。

1. 轻型
临床症状轻微，影像学未见肺炎表现。

2. 普通型

具有发热、呼吸道症状，影像学可见肺炎表现。

3. 重型

成人符合下列任何一条：①出现气促，RR ≥ 30 次 / 分；②静息状态下，指氧饱和度 ≤ 93%；③动脉血氧分压（$PaO_2$）/ 吸氧浓度（$FiO_2$）≤ 300 mmHg（1 mmHg = 0.133 kPa）。高海拔（海拔超过 1000 米）地区应根据以下公式对 $PaO_2$ / $FiO_2$ 进行校正：$PaO_2$ / $FiO_2$ × [ 大气压（mmHg）/ 760]。

肺部影像学显示 24 ～ 48 小时内病灶明显进展 > 50% 者按重型管理。

儿童符合下列任何一条：①出现气促（< 2 月龄，RR ≥ 60 次 / 分；2 ～ 12 月龄，RR ≥ 50 次 / 分；1 ～ 5 岁，RR ≥ 40 次 / 分；> 5 岁，RR ≥ 30 次 / 分），除外发热和哭闹的影响；②静息状态下，指氧饱和度 ≤ 92%；③辅助呼吸（呻吟、鼻翼扇动、三凹征），发绀，间歇性呼吸暂停；④出现嗜睡、惊厥；⑤拒食或喂养困难，有脱水征。

4. 危重型

符合下列任何一条：①出现呼吸衰竭，且需要机械通气；②出现休克；③合并其他器官功能衰竭需 ICU 监护治疗。

（二）临床表现

基于目前的流行病学调查，潜伏期一般为 3 ～ 7 天，最长不超过 14 天。

患者主要临床表现为发热、乏力，呼吸道症状以干咳为主，少数患者伴有鼻塞、流涕、咽痛和腹泻等症状。重症患者多在发病一周后出现呼吸困难和（或）低氧血症，严重者快速进展为急性呼吸窘迫综合征、脓毒症休克、难以纠正的代谢性酸中毒和出凝血功能障碍等。部分患者起病症状轻微，可无发热。

从目前收治的病例情况看，多数患者为中轻症，预后良好，少数患者病情危重，甚至死亡。死亡病例多见于老年人、有慢性基础疾病者。儿童病例症状相对较轻。

部分轻型患者仅表现为低热、轻微乏力等，无肺炎表现，多在 1 周后恢复。部分儿童及新生儿病例症状可不典型，表现为呕吐、腹泻等消化道症状或仅表现为精神弱、呼吸急促。

## 六、新冠肺炎的诊断与鉴别诊断

冬春季节是各种呼吸道传染病高发的时期，高发的呼吸道传染病有大家熟知的流感病毒所致的流行性感冒，腺病毒、呼吸道合胞病毒、SARS 冠状病毒等所致的病毒性肺炎，也有肺炎支原体、衣原体肺炎和细菌性肺炎。2003 年，SARS 当时还曾被误判为衣原体所致的非典型肺炎。因此，在这个季节一旦出现上述临床表现，并不一定表明感染了，还要结合流行病学史才能确定是否为疑似病例。

### （一）疑似病例

根据国家卫生健康委员会（以下简称"国家卫健委"）印发的《新型冠状病毒感染的肺炎诊疗方案》（试行第七版），疑似病例符合流行病学史中的任意 1 条且符合下述临床表现的任意 2 条，或者无明确流行病学史的，符合临床表现中的 3 条。

1. 流行病学史

（1）发病前 14 天内有武汉市及周边地区，或其他有病例报告社区的旅行史或居住史。

（2）发病前 14 天内与新型冠状病毒感染者（核酸检测阳性者）有接触史。

（3）发病前 14 天内曾经接触过来自武汉市及周边地区，或来自有病例报告社区的发热或有呼吸道症状的患者。

（4）聚集性发病 [2 周内在小范围如家庭、办公室、学校班级等场所，出现 2 例及以上发热和（或）呼吸道症状的病例 ]。

2. 临床表现

（1）发热和（或）呼吸道症状。

（2）CT 检查示早期呈现多发小斑片影及间质改变，以肺外带明显。进而发展为双肺多发磨玻璃影、浸润影，严重者可出现肺实变，胸腔积液少见等肺炎影像学特征。

（3）发病早期白细胞总数正常或减少，或淋巴细胞计数减少。

### （二）确诊病例

要确诊的话，必须在疑似病例的基础上，具备以下病原学证据之一者：

（1）呼吸道标本或血液标本实时荧光 RT-PCR 检测新型冠状病毒核酸阳性。

（2）呼吸道标本或血液标本病毒基因测序，与已知的新型冠状病毒高度同源。

（3）血清新型冠状病毒特异性 IgM 抗体和 IgG 抗体阳性；血清新型冠状病毒特异性 IgG 抗体由阴性转为阳性或恢复期较急性期 4 倍及以上升高。

## 七、怀疑自己感染新冠肺炎后如何到医院接受治疗

前往就医时请戴好口罩，尽量不要乘坐公共交通工具，并选择就近的发热门诊去诊治；可以通过登录当地卫生健康委员会的官方网站查询设有发热门诊的医疗机构。必要时，也可以拨打急救电话 120 寻求专业帮助，但要说清有关情况。

## 八、公众应该知道的专业术语

近期各级政府通报的疫情信息和防控措施，会频繁出现几个专业术语，如传染期、潜伏期、医学隔离观察、密切接触者、疑似病例、病死率，了解它们有助于公众正确认识疾病和理解支持政府采取的一些防控措施。

【传染期】 感染传染病的人或动物能将该病传染给别的人或动物的时期，简单说就是传染源处于传染性的时间段。新冠肺炎从一开始认为野生动物传染给人，仅有限的人传人，到现在普遍认为存在人传人的现象；传染期主要集中在出现症状后一直到新冠病毒核酸检测阴性之前，部分病例在无症状时也有传染性。该指标主要为是否解除隔离治疗提供依据。

【潜伏期】 从病原体侵入机体至出现临床症状前的一段时间。新冠肺炎目前的潜伏期一般为 3 ～ 7 天，最长 14 天。该指标主要为密切接触者设置隔离医学观察期限提供依据，本次新冠肺炎的隔离医学观察期按最长潜伏期 14 天设置。

【医学隔离观察】 对"传染病患者"和"疑似传染病患者"的密切接触者，要在指定场所进行医学观察或采取其他预防措施。

【密切接触者】 与病例密切接触的对象，根据疾病的传播方式和传染力等来确定密切接触者，每种传染病的判定标准不一样。新冠肺炎的密切接触者判定标准如下。

（1）与疑似病例、确诊病例、轻症病例发病后，无症状感染者病原核酸检测阳性后，有如下接触情形之一，但未采取有效防护者。

1）与确诊病例共同居住、学习、工作或其他有密切接触的人员，如与病例近距离工作，或与病例在同一教室，或与病例在同一所房屋中生活等。

2）诊疗、护理、探视病例的医护人员、家属或其他与病例有类似近距离接触的人员，如直接治疗及护理病例，到病例所在的密闭环境中探视病例或停留，病例同病室的其他患者及其陪护人员。

3）与病例乘坐同一交通工具并有近距离接触人员，包括在交通工具上照料护理过病例的人员；该病例的同行人员（家人、同事、朋友等）；经调查评估后发现有可能近距离接触病例的其他乘客和乘务人员。

（2）现场调查人员调查后经评估认为符合其他与密切接触者接触的人员。

【疑似病例】 是根据该传染病所表现的临床症状和流行病学史进行诊断，而没有进行实验室检查，也就是医学上常用的临床诊断病例。如果被观察后确诊，则转为正式病例（确诊病例）。

【病死率】 在一定时期内，因患某种疾病死亡的人数占患该病人数的比例。该指标主要反映疾病的严重程度，也可反映诊治能力等医疗水平。从目前疫情通报数据来看，新冠肺炎的粗病死率为 4% 左右，而 2003 年的 SARS 病死率 11% 左右，2015 年公布的 MERS 病死率为 37.8%，而大家熟知的古老传染病狂犬病的病死率 100%。

## 九、公众如何正确预防新冠肺炎

传染病的经典防控策略就是围绕控制传染源、切断传播途径和保护易感人群三个环节，按照早发现、早隔离、早诊断、早治疗的"四早"原则来开展防控。

结合新冠肺炎的流行病学特点，针对公众来说，主要围绕"宅""戴""洗""通""清"五个关键字来做好预防工作。

1."宅"

就是疫情流行期间，尽量待在家里减少外出，不到空气流通差、人群聚集的公共场所去，减少乘坐公共交通工具，尤其是密闭的交通工具（地铁、高铁、飞机等）。

2."戴"

就是要选择合适的口罩，做到正确佩戴。合适的口罩类型有一次性医用口罩、医用外科口罩、KN95 / N95 及以上颗粒物防护口罩和医用防护口罩。在非疫区空旷且通风场所不需要佩戴口罩，进入人员密集或密闭公共场所需要佩戴医用外科口罩或颗粒物防护口罩，1 岁以下的婴幼儿不能戴口罩，佩戴口罩会增加呼吸阻力，易引起窒息。棉纱口罩、海绵口罩和活性炭口罩对预防病毒感染无保护作用。具体可参照国家卫健委印发的《新型冠状病毒感染不同风险人群防护指南》和《预防新型冠状病毒感染的肺炎口罩使用指南》来选用。

3. "洗"

就是勤洗手、正确洗手。要做到出门回家后必洗手、饭前便后必洗手；洗手用流水冲洗，可用洗手液涂抹，有条件的可在使用免洗速干消毒液后再用流水冲洗；洗手采用"六步法"或"七步法"，要确保掌心、手背、手指、指尖和指间都洗到，需要 30 秒左右时间。

4. "通"

就是在家中或工作场所多开窗通风，尽量减少使用中央空调，保持空气流通。

5. "清"

就是要保持清醒头脑，做到不造谣、不信谣和不传谣，善于辨别真伪，不要被谣言所误导，从而引起不必要的恐慌和出现抢购行为，一定要从官方权威的渠道获取正确信息；同时要保持良好的心理状态，保证充足的睡眠，提高自身免疫力。

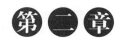

# 第二章
# 心理危机干预基本概念

## 一、危机的含义

危机有两种含义：一是指突发事件，好比此次新冠肺炎疫情的突发，也包括其他的天灾和人祸，如地震、水灾、空难、疾病暴发、恐怖袭击、战争、不被预期的意外事件、死亡等；二是指当人处在紧急状态时原有的心理平衡状态被打破，正常的生活受到干扰，内心的紧张不断积蓄，继而无所适从，导致情感、认知、行为功能的失调，而进入的一种失衡状态，也称心理危机。确定危机需要符合以下三项标准：

（1）存在具有重大心理影响的事件。

（2）引起急性情绪扰乱或认知、躯体和行为等方面的改变，但又不符合任何精神疾病的诊断。

（3）当事人或患者用平常解决问题的手段暂不能应付或应付无效。心理危机不是一种疾病，而是一种情感危机的反应。

## 二、危机的分类

根据 James 和 Gilliland 对危机的分类，可以将危机分为四类。

1. 发展性危机

发展性危机是指在正常成长和发展过程中，出现具有重大人生转折意义的事件，导致个体产生的异常反应，如大学毕业面临择业问题，人到中年面临职业的变换，临近老年面临退休问题等。发展性危机一般认为是正常的，个体会从失衡状态中寻找新的自我秩序。如果处理得当，可以成为重新认识自我和学习成长的发展契机。

**2. 境遇性危机**

境遇性危机是指对于异乎寻常的事件，个体无法预测和控制其何时出现的危机。境遇性危机常具有突发性、强烈性和灾难性等特点，个体可产生强烈的情绪体验。此类危机，通常超出个体的应对能力，可导致严重的心理问题。

**3. 存在性危机**

存在性危机是指对有关人生目的、自由、责任、生命意义及价值等重要哲学及心理问题，所出现的内心冲突和焦虑。这些往往是诸多心理困扰的深层次原因。如果个体能找到真正的自我和生活的意义，将会更健康，内心更富智慧。

**4. 环境性危机**

根据生态系统论的观点，对于一个生态系统而言，所有的子系统之间都是相互关联、相互依赖的。当自然或人为的灾难降临到某人或某一人群时，这些人除了身陷其中外，还会影响生活中的其他人。就如此次疫情虽然从武汉暴发，但影响的不仅仅是武汉一座城，发展至今全国各个地区都已经有感染者，因此国家在最关键的时刻发出了限制人员随意外出的指令，有利于遏制疫情的发展，是科学的管控措施。

## 三、心理危机的发展过程

**1. 冲击期**

这期心理反应发生在危机事件暴发当时或不久之后，人们感到震惊、恐慌、不知所措。

**2. 防御期**

防御期主要表现为人们想恢复心理上的平衡，控制焦虑和情绪紊乱，恢复受到伤害的认知功能，但不知如何做，会出现对不平衡心理的否认或对其加以合理化等反应。这个阶段人们会对危机事件开始各种想象。以本次疫情为例，有的人认为疫情会很快过去，原定计划没有取消，在想象中度过。

**3. 解决期**

这一时期，人们积极采取各种方法接受现实，寻求各种资源努力想方设法解决问题，使焦虑减轻、自信增加、社会功能恢复。随着疫情的慢慢发展，持续不断的信息袭来，让人们会越来越客观地意识到这次疫情的严重性及危机性，开始有意识地去囤粮、购买防护用品，寻求各种资源来应对疫情的影响。

4. 成长期

因为人们经历了危机后，虽然心理变得更加成熟，并获得了应对危机的技巧，但仍有人会消极地应对，从而出现种种心理不健康的行为。心理危机是一种正常的生活经历，并非疾病或病理过程，每个人在人生不同阶段都会经历这种危机。

## 四、心理危机干预的特点

针对不同受众人群，在给予适当的环境与物质的保证下，给予不同形式的干预，如在线培训、现场团体辅导、个体辅导等。但是心理危机干预工作不同于心理咨询与心理治疗等专业工作，特点如下：

（1）受训人员不仅仅是精神科医生、心理治疗师、心理咨询师、社工，还可以是医生、护工、志愿者、家属等人员。

（2）设置灵活，不需要固定的时间、固定的地点、固定的收费等固定设置。

## 五、心理危机干预者的基本素质要求

心理危机干预是一项专业性和实践性很强的工作，对心理工作者有巨大的挑战，与一般心理咨询服务比较，心理危机干预对人员的专业素质要求更高、更科学、更规范。

1. 专业技术

心理危机干预者必须掌握心理危机干预相关理论知识，包括应激后的社会心理反应、应激后心理障碍识别、诊断标准等，同时系统地接受常用干预技术的技能培训，才能在现场根据具体情况灵活应用。

2. 人格特征

（1）沉着冷静：面对疫情现场，控制自己情绪，客观分析问题，制订行动计划。

（2）创新灵活：干预者应充分发挥创造性和灵活性，利用现有条件想办法解决问题。

（3）精力充沛：干预者应有良好体力和耐力。

（4）快速反应：干预者应具备快速反应的思维和行动能力，以适应现实需要。

3. 人生经验

干预者应具有丰富的生活经历，能够将丰富的人生阅历和成长经验应用于各种实际工作。这有助于干预者在危机面前表现得成熟、乐观、坚忍、坚强，有助于干预者合理配置自己的心理资源，以更好地帮助危机受害者。

## 六、心理危机干预的基本工作框架

### （一）心理危机干预的基本目标

（1）防止过激行为：如自杀、自伤，或攻击行为等。

（2）促进交流与沟通：鼓励当事者充分表达自己的思想和情感，疏解情绪，缓解压力，调整认知，鼓励其自信心和正确的自我评价，提供适当建议，促使问题解决。

（3）提供适当医疗帮助：处理昏厥、情感休克或激惹状态等。

### （二）心理危机干预的基本原则

（1）与整体抗击疫情活动整合在一起进行，及时调整心理救援的重点，配合整个抗击疫情工作的进行。

（2）以社会稳定为前提，不给整体抗击疫情工作增加负担，减少次级伤害。

（3）综合应用干预技术。

（4）保护接受心理干预者的隐私，不随便透露个人信息。

（5）明确心理危机干预只是医疗救援中的一部分，并不是万能的。

### （三）心理危机干预的目标对象

1. 第一级人群

新型冠状病毒感染的肺炎确诊患者（住院治疗的重症及以上患者）、疫情防控一线医护人员、疾控人员和管理人员等。

2. 第二级人群

居家隔离的轻症患者（密切接触者、疑似患者），到医院就诊的发热患者。

3. 第三级人群

与第一级、第二级人群有关的人，如家属、同事、朋友，参加疫情应对的后方救援者，如现场指挥、组织管理人员、志愿者等。

4. 第四级人群

受疫情防控措施影响的疫区相关人群、易感人群、普通公众。

在同一应激事件中需要心理危机干预的对象在严重性和紧急性方面有很大差异，心理危机干预应当根据危机类型和人员受害级别多层次、有序进行。

### （四）心理危机干预的工作程序

（1）工作团队启动。

（2）危机事件管理。

（3）受害人群分级、分组。

（4）高危人群筛查。

（5）心理危机干预方案设置。

（6）心理危机干预的实施。

（7）总结与督导。

## 七、心理危机干预的操作流程

### （一）个体心理干预流程（以心理热线或线上咨询为例）

（1）自我介绍：介绍干预人员的姓名、专业资质等信息。

（2）获知求助者人口学资料：姓名、年龄、职业、所在省市区域等，如有需要可请求助者留下联系方式。

（3）了解求助者的类型：如新冠肺炎患者、隔离者或家属，医护人员、基层人员、普通群众等不同人群，以及求助的问题和诉求。

（4）进行评估：必要时借助简单易操作的专业心理量表对求助者的身心状况进行评估。

（5）建立联系，稳定情绪：通过倾听、共情、内容和情感反应、正常化等技术建立联结，根据实际需求提供可靠的防疫知识及相关信息，可通过稳定化技术、放松训练等技巧来缓解求助者紧张焦虑情绪和心理压力。

（6）及时记录，并将当天心理干预情况汇总、上报：记录材料要尽可能详细、清晰，为后续工作提供基础。

（7）必要时做好转介工作。

## （二）团体心理咨询／辅导流程（以微信群、线上视频等方式为例）

（1）控制并确定人数，一般 8 ～ 12 人。

（2）组长（带领团队的心理治疗师／心理咨询师）进行自我介绍，并向所有组员介绍活动流程、意义和目标。

（3）由一位组员提出问题（即本人在抗疫工作过程中遇到的困惑、冲突或者挫折，以及困扰自己的事件）。

（4）由其他组员针对案例进行提问和澄清，提出问题者进行一一解答。

（5）其他组员开始讨论，提出问题者只听不说。

（6）组长请其他每位组员针对问题进行发言，内容围绕对问题的感受、看法或观点（全程持不批评、不指责的态度）。

（7）提出问题者对其他组员的讨论做反馈，表达感受、感想或启发。

（8）组长进行总结发言。

（9）组长及时做好相关记录。

（10）如个别组员有特殊情况和实际需求，可另外安排时间提供个体心理评估、心理咨询等服务。

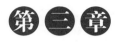

# 第三章
# 疫情期间主要的心理行为反应

## 一、躯体反应

躯体反应主要涉及自主神经系统、消化系统、内分泌系统和免疫系统等。

（1）当人们感受到疫情的威胁与挑战时，身体会出现"战斗"或"逃跑"反应，此时心率加快，心肌收缩力增强，回心血量增加，心输出量增加，血压升高；呼吸频率加快；脾脏缩小，脑和骨骼肌血流量增加，皮肤、黏膜和消化道的小动脉收缩，血流量减少；脂肪动员为游离脂肪酸，肝糖原分解为葡萄糖；凝血时间缩短等。

（2）随着疫情的扩散，一些负面信息的蔓延，个体处在长时间慢性的应激状态下，可能会出现运动抑制、卧床、懒惰、乏力、极度警惕、敏感、血压升高、头晕、胸闷、气短、失眠、厌食等反应，常常伴有明显的压抑表现。

## 二、心理反应

应激的出现会影响大脑的多个脑区，可引起众多心理现象，会出现积极和消极两个方面。积极的心理反应会刺激大脑皮层使觉醒水平增加，感觉灵敏，知觉准确，思维敏捷，认知评价清晰，注意力集中，行动果断，情绪紧张高亢等；而消极的心理反应会出现过度紧张、焦虑不安，认知水平降低，情绪波动大，思维混乱，行动犹豫不决，判断力与决策能力降低等。

## （一）负性情绪反应

负性情绪反应常与其他心理行为活动产生相互影响，使自我意识狭窄、注意力下降，判断能力和社会适应能力下降。

1. 焦虑

焦虑是最常出现的情绪反应，当个体预感应激来临或预期应激的不良后果时出现紧张不安、急躁、担忧的情绪状态。此时的焦虑与当下所处应激环境相关，过度和慢性的焦虑则会削弱个体的应对能力，导致自主神经功能紊乱。

2. 抑郁

消极悲观的情绪状态，表现为兴趣活动减退，言语活动减少，无助感、无望感强烈，自我评价降低，严重者甚至会出现自杀行为。应激反应的出现会让很多原本生活、工作有压力的人群变得更加绝望、无助，很容易出现抑郁，他们会感觉生活无法继续下去，本来计划的未来也被击破。

3. 恐惧

有些人在恐惧的应激反应下会出现一些不理智的行为。

## （二）认知反应

常见的认知反应包括麻木、注意力集中困难、注意范围狭窄等；记忆、思维、想象力减退等。此时提示机体唤醒水平超过了最佳水平，从而影响认知功能。同时还会出现一些负性认知。

（1）个体在应激后出现认知狭窄、偏激、钻牛角尖等表现，平日非常理智的人变得固执、蛮不讲理。也可表现为过分的自我关注，注意自身的感受、想法、信念等内部世界，而非外部世界。

（2）个体经历应激后，过分强调应激会产生灾难化的消极后果。

（3）反复沉思。

（4）闪回与闯入性思维，这也是创伤后应激障碍的重要症状特点。

（5）否认、投射等。

## 三、行为反应

常见适应不良的行为反应包括如下。

（1）逃避或回避。

（2）退化与依赖，如就地打滚、拒绝与家人片刻分离等类似退化到孩子的反应方式。

（3）敌对与攻击，如个体过激的情绪和行为，甚至出现自伤及伤人行为。

（4）无助与自怜。

（5）物质滥用，如大量饮酒、服用过量的安眠药或精神活性物质等。

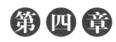

# 心理状况评估工具

我们筛选了一些可能需要的心理状况评估工具，根据需要选取其中一种或几种使用。

## 一、基本信息表

| 姓　名 | | 性　别 | | 年　龄 | |
|---|---|---|---|---|---|
| 民　族 | | 联系电话 | | | |
| 文化程度 | 1. 文盲　2. 小学　3. 初中　4. 高中　5. 本科及以上 | | | | |
| 婚姻状态 | 1. 未婚　2. 已婚　3. 离异　4. 丧偶　5. 再婚 | | | | |
| 疫情情况 | 1. 本人感染，现住隔离病房<br>2. 亲人感染，现住隔离病房<br>3. 现居家隔离<br>4. 一线医护人员，隔离病房工作<br>5. 一线医护人员，发热门诊工作<br>以上都不是 | | | | |
| 既往史 | | | | | |
| 现病史 | | | | | |
| 近一月服药情况 | | | | | |

## 二、成人心理健康自评问卷（SRQ-20）①

在过去的 30 天内，您可能受到以下一些困扰，如果情况与您相符，并在过去 30 天内都存在，请选择"是"，如果情况与您不相符，请选择"否"，回答没有对错之分。

| 序　号 | 内　容 | 是 | 否 |
| --- | --- | --- | --- |
| 1 | 您是否经常头痛 | | |
| 2 | 您是否食欲差 | | |
| 3 | 您是否睡眠差 | | |
| 4 | 您是否易受惊吓 | | |
| 5 | 您是否手抖 | | |
| 6 | 您是否感觉不安、紧张或担忧 | | |
| 7 | 您是否消化不良 | | |
| 8 | 您是否思维不清晰 | | |
| 9 | 您是否感觉不快 | | |
| 10 | 您是否比原来哭得多 | | |
| 11 | 您是否发现很难从日常活动中得到乐趣 | | |
| 12 | 您是否发现自己很难做决定 | | |
| 13 | 日常工作是否令您感到痛苦 | | |
| 14 | 您在生活中是否不能起到应起的作用 | | |
| 15 | 您是否丧失了对事物的兴趣 | | |
| 16 | 您是否感到自己是个无价值的人 | | |
| 17 | 您头脑中是否出现过结束自己生命的想法 | | |
| 18 | 您是否任何时候都感到累 | | |
| 19 | 您是否感到胃部不适 | | |
| 20 | 您是否容易疲劳 | | |
| 合计得分 | | | |

【评分方法】　为自评量表，对于阅读困难的被试者，也可以由心理师读给被试者听，被试者作答，由心理师帮助选答案，评分采用 1 或 0，是为 1 分，否为 0 分，最高得分为 20 分，总分为 7 分以上提示被试者有情感痛苦，需要给予精神心理帮助。

① SRQ-20 为 SAS 和 SDS 合并内容的简版，如选择 SRQ-20，则不要再做 SAS 和 SDS。

## 三、焦虑自评量表（SAS）

请仔细阅读下面每一条文字，把意思弄明白，然后根据您最近一周的实际情况在适当的方格里打勾：A 没有或很少；B 小部分时间；C 相当多时间；D 绝大部分或全部时间；E 由工作人员评定。

| | | A | B | C | D | E |
|---|---|---|---|---|---|---|
| 1 | 我觉得比平常容易紧张和着急 | ☐ | ☐ | ☐ | ☐ | ☐ |
| 2 | 我无缘无故地感到害怕 | ☐ | ☐ | ☐ | ☐ | ☐ |
| 3 | 我容易心里烦乱或觉得惊恐 | ☐ | ☐ | ☐ | ☐ | ☐ |
| 4 | 我觉得我好象要发疯 | ☐ | ☐ | ☐ | ☐ | ☐ |
| 5 | 我觉得一切都很好，也不会发生什么不幸 | ☐ | ☐ | ☐ | ☐ | ☐ |
| 6 | 我手脚发抖打战 | ☐ | ☐ | ☐ | ☐ | ☐ |
| 7 | 我因为头痛、颈痛和背痛而苦恼 | ☐ | ☐ | ☐ | ☐ | ☐ |
| 8 | 我感觉容易衰弱和疲乏 | ☐ | ☐ | ☐ | ☐ | ☐ |
| 9 | 我觉得心平气和，并且容易安静坐着 | ☐ | ☐ | ☐ | ☐ | ☐ |
| 10 | 我觉得心跳得很快 | ☐ | ☐ | ☐ | ☐ | ☐ |
| 11 | 我因为一阵阵头晕而苦恼 | ☐ | ☐ | ☐ | ☐ | ☐ |
| 12 | 我有晕倒发作，或觉得要晕倒似的 | ☐ | ☐ | ☐ | ☐ | ☐ |
| 13 | 我吸气呼气都感到很容易 | ☐ | ☐ | ☐ | ☐ | ☐ |
| 14 | 我的手脚麻木和刺痛 | ☐ | ☐ | ☐ | ☐ | ☐ |
| 15 | 我因为胃痛和消化不良而苦恼 | ☐ | ☐ | ☐ | ☐ | ☐ |
| 16 | 我过很短时间就要小便 | ☐ | ☐ | ☐ | ☐ | ☐ |
| 17 | 我的手脚常常是干燥温暖的 | ☐ | ☐ | ☐ | ☐ | ☐ |
| 18 | 我脸红发热 | ☐ | ☐ | ☐ | ☐ | ☐ |
| 19 | 我容易入睡并且一夜睡得很好 | ☐ | ☐ | ☐ | ☐ | ☐ |
| 20 | 我做噩梦 | ☐ | ☐ | ☐ | ☐ | ☐ |

总粗分：_____

【评分方法】 为自评量表，对于阅读困难的被试者，也可以由心理师读给被试者听，被试者作答，由心理师选答案。SAS 采用四级评分：没有或很少、小部分时间、相当多时间、绝大部分或全部时间，分值依次为 1、3、3、4；条目 5、9、13、17、19 为反向计分 4、3、2、1。SAS 的主统计指标为总分。20 项各得分相加即得总粗分。粗分乘以 1.25 后，取其整数部分，就得到标准总分。按照中国常模结果，SAS 标准差的分界值为 50 分，其中 50～59 分为轻度焦虑，60～69 分为中度焦虑，69 分以上为重度焦虑。

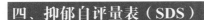

## 四、抑郁自评量表（SDS）

请仔细阅读下面每一条文字，把意思弄明白，然后根据您最近一周的实际情况在适当的方格里打勾：A 没有或很少；B 小部分时间；C 相当多时间；D 绝大部分或全部时间；E 由工作人员评定。

| | | A | B | C | D | E |
|---|---|---|---|---|---|---|
| 1 | 我感到闷闷不乐，情绪低沉 | ☐ | ☐ | ☐ | ☐ | ☐ |
| 2 | 我觉得一天中早晨最好 | ☐ | ☐ | ☐ | ☐ | ☐ |
| 3 | 我一阵阵地哭出来或觉得想哭 | ☐ | ☐ | ☐ | ☐ | ☐ |
| 4 | 我晚上睡眠不好 | ☐ | ☐ | ☐ | ☐ | ☐ |
| 5 | 我吃得与平常一样多 | ☐ | ☐ | ☐ | ☐ | ☐ |
| 6 | 我与异性密切接触时和以往一样感到愉快 | ☐ | ☐ | ☐ | ☐ | ☐ |
| 7 | 我发觉我的体重在下降 | ☐ | ☐ | ☐ | ☐ | ☐ |
| 8 | 我有便秘的苦恼 | ☐ | ☐ | ☐ | ☐ | ☐ |
| 9 | 心跳比平常快 | ☐ | ☐ | ☐ | ☐ | ☐ |
| 10 | 我无缘无故地感到疲乏 | ☐ | ☐ | ☐ | ☐ | ☐ |
| 11 | 我的头脑和平常一样清楚 | ☐ | ☐ | ☐ | ☐ | ☐ |
| 12 | 我觉得经常做的事情并没有困难 | ☐ | ☐ | ☐ | ☐ | ☐ |
| 13 | 我觉得不安而平静不下来 | ☐ | ☐ | ☐ | ☐ | ☐ |
| 14 | 我对未来抱有希望 | ☐ | ☐ | ☐ | ☐ | ☐ |
| 15 | 我比平常容易生气激动 | ☐ | ☐ | ☐ | ☐ | ☐ |
| 16 | 我觉得做出决定是容易的 | ☐ | ☐ | ☐ | ☐ | ☐ |
| 17 | 我觉得自己是个有用的人，有人需要我 | ☐ | ☐ | ☐ | ☐ | ☐ |
| 18 | 我的生活过得很有意思 | ☐ | ☐ | ☐ | ☐ | ☐ |
| 19 | 我认为如果我死了，别人会生活得好些 | ☐ | ☐ | ☐ | ☐ | ☐ |
| 20 | 平常感兴趣的事我仍然感兴趣 | ☐ | ☐ | ☐ | ☐ | ☐ |

总粗分：＿＿＿＿＿＿＿＿

【评分方法】 为自评量表，对于阅读困难的被试者，也可以由心理师读给被试者听，被试者作答后由心理师选答案。SDS 采用四级评分：没有或很少、小部分时间、相当多时间、绝大部分或全部时间，分值依次为 1、2、3、4；条目 2、5、6、11、12、14、16、17、18、20 为反向计分 4、3、2、1。SDS 的主统计指标为总分。20 项各得分相加即得总粗分。粗分乘以 1.25 后，取其整数部分，就得到标准总分。按照中国常模结果，SDS 标准分的分界值为 53 分，其中 53 ～ 62 分为轻度抑郁，63 ～ 72 分为中度抑郁，73 分及以上为重度抑郁。

## 五、三维心理危机评估模型

心理危机干预者也对当事人心理受伤害的严重程度迅速做出评估。迈尔和威廉斯等人（1992 年）提出了三维心理危机评估模型。该模型从三个方面（认知、情感和行为）评估当事人的功能水平。这一评估模型被认为是一种简易、快速、有效的评估系统。

| 类别 | 1 | 2 | 3 | 4 | 5 | 6 | 7 | 8 | 9 | 10 |
|---|---|---|---|---|---|---|---|---|---|---|
| | 无 | 很轻 | | 轻度 | | 中度 | | 显著 | | 严重 |
| 情感 | 情感状态稳定，对日常活动情感表达适当 | 对环境的情感反应适切，对环境的变化只有短暂性的负性情感流露，不强烈，求助者完全能够控制情绪 | | 对环境的情感反应适切，但对环境变化有较长时间的负性情感流露，求助者能够意识到需要自我控制情绪 | | 情感反应与环境有脱节，常表现出负性情感，对环境变化有较强烈的情感波动，情感状态虽然稳定，但需要努力才能控制情绪 | | 负性情感体验明显超出环境的影响，情感与环境明显不协调，情绪波动明显，求助者意识到负性情感但不能控制 | | 完全失控或极度悲伤 |
| 认知 | 注意力集中，解决问题和做决定能力正常，对危机事件的认知和感知与实际情况相符 | 思维集中在危机事件上，但思想能受意志控制，解决问题和做决定的能力轻微受损，对危机事件的认识和感知基本与现实相符 | | 注意力偶尔不集中，感到较难控制对危机事件的思考，解决问题和做决定的能力降低，对危机事件的认识和感知与现实情况所预计的在某些方面有偏差 | | 注意力时常不能集中，较多考虑危机事件而难以自拔，解决问题和做决定的能力因为强迫性思维、自我怀疑而受到影响，对危机事件的认识和感知与现实情况可以有明显不同 | | 沉湎于对危机事件的思虑，因为强迫性思维、自我怀疑和犹豫不决而明显影响求助者解决问题和做决定的能力，对危机事件的认识和感知与现实有实质性的差异 | | 除了危机事件外，不能集中精力。因为受强迫、自我怀疑和犹豫的影响而丧失了解决问题和做决定的能力，对危机事件的认识和感知与现实情况有明显差异从而影响了其正常的生活 |

（续表）

| 类别 | 1 | 2 | 3 | 4 | 5 | 6 | 7 | 8 | 9 | 10 |
|---|---|---|---|---|---|---|---|---|---|---|
| | 无 | 很轻 | | 轻度 | | 中度 | | 显著 | | 严重 |
| 行为 | 对危机事件的应对行为恰当，能保持必要的日常功能 | 偶尔有不恰当的应对行为，能保持必要的日常功能，但需努力 | | 偶尔出现不恰当的应对行为，有时有日常功能的减退，表现为效率降低 | | 有不恰当的应对行为且做事没有效率，需花很大的精力才能维持日常功能 | | 求助者的应对行为明显超出危机事件的反应，日常功能表现明显受到影响 | | 行为异常难以预料，并且对自己或他人有伤害的危险 |

总分：＿＿＿＿＿＿＿

【评分方法】 为他评量表，可由施测者根据受访人现场的情况对其认知、情感和行为方面的表现进行 1～10 级的评分，评分遵从从高到低的筛查原则，即不符合高分者，再考虑相应的低分。总分为三项相加之和，3～12 分采用"非指导性干预"，13～22 分采用"合作型干预"，22 分以上采用"指导性干预"（美国标准）。

## 六、阿森斯失眠量表

此表用于记录您对遇到过的睡眠障碍的自我评估。对于以下列出的问题，如果在过去一个月内每周至少发生 3 次在您身上，请您选择相应的自我评估结果。

| 序号 | 内容 | 0分 | 1分 | 2分 | 3分 |
|---|---|---|---|---|---|
| 1 | 入睡时间（关灯后到睡着的时间） | 没问题 | 轻微延迟 | 显著延迟 | 延迟严重或没有睡觉 |
| 2 | 夜间苏醒 | 没问题 | 轻微影响 | 显著影响 | 严重影响或没有睡觉 |
| 3 | 比期望的时间早醒 | 没问题 | 轻微提早 | 显著提早 | 严重提早或没有睡觉 |
| 4 | 总睡眠时间 | 足够 | 轻微不足 | 显著不足 | 严重不足或没有睡觉 |
| 5 | 总睡眠质量（无论睡多长） | 满意 | 轻微不满 | 显著不满 | 严重不满或没有睡觉 |
| 6 | 白天情绪 | 正常 | 轻微低落 | 显著低落 | 严重低落 |

（续表）

| 序号 | 内容 | 0分 | 1分 | 2分 | 3分 |
|---|---|---|---|---|---|
| 7 | 白天身体功能（体力或精神，如记忆力、认知力和注意力等） | 足够 | 轻微影响 | 显著影响 | 严重影响 |
| 8 | 白天思睡 | 无思睡 | 轻微思睡 | 显著思睡 | 严重思睡 |
| | 合计得分 | | | | |

【评分方法】 把各条目分数相加，总分小于4，无睡眠障碍；总分在4～6，可疑失眠；总分6分以上，失眠。

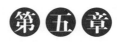

# 第五章
# 心理师常用心理危机干预技术

我们推荐一些临床实践中已被证明能有效缓解身心压力、增进积极情绪和躯体放松的治疗技术。这些技术能调动个体的心理资源，从而起到压力管理和提升心理韧性的作用，既可以用在求助者身上，也可用在抗击疫情身心疲惫甚至耗竭的工作人员身上。

## 一、腹式呼吸放松

在求助者感到特别紧张焦虑，喘息胸闷，呼吸浅促，主要是胸式呼吸时，可以引导求助者练习腹式呼吸，以便快速实现放松。以下是指导语。

"亲爱的朋友，在你感觉压力的时候，请试着调整呼吸，将手放于腹部，想象自己腹内有一个气球，从 1 数到 5，慢慢地用鼻子吸气，让腹部用力，想象腹内的气球随着呼吸慢慢变大，感受腹部慢慢隆起。然后，屏气一会儿，再专注地慢慢呼气，呼气越长越好，让腹部慢慢回缩。吸气时，想象空气中的氧气等能量物吸入体内，呼气时，想象体内的二氧化碳等废弃物排出体外。如此重复上述动作，约 10 分钟。"

腹式呼吸放松
指导语音频

## 二、催眠治疗技术——寻找你的内在力量

"寻找你的内在力量"技术，是催眠治疗中常用的技术之一，主要用于

深度放松，唤醒深层生命力，整合内在积极心理资源。以下是指导语。

"亲爱的朋友，现在请你找一个舒适的姿势，放松你的身体，然后慢慢的闭上你的眼睛，做一次深深的呼吸。也许一部分的你还在紧张忙碌的状态里没能完全停下来，而另外一部分的你已经开始慢慢地跟随我的声音进入到一个非常放松的状态里；也许一部分的你还在跟随着你的思维飘向这儿，飘向那儿，而另外一部分的你已经开始专注于我的声音，将你的注意力放在你的呼吸上。你会发现，当你的身体安静下来之后，你的心跳开始变得沉重而有力量，你的肌肉开始慢慢放松，你的身体开始变得轻盈。你已经准备好，跟随我，进入一段神奇的心灵之旅。

也许，在今天之前，你并不知道，我们每个人都有不同的部分，而其中有一个非常重要的部分对我们来说非常得特殊，这个部分就是我们内在深层的本性，我将其称作"特殊的内在力量"。这部分的力量曾经在你的生命中帮助你历经过风雨，让你能够顽强地活下来，绽放属于你的生命的光彩，这部分的力量帮助你应对生命中的诸多挑战，成就了今天的你，你的内在力量是你内心存在的核心。

接下来，我会给你举些例子，来帮你更好地理解你的内在力量，与此同时，你也可以自己去寻找你的内在力量。有些人会觉得自己的内在力量就像阳光一般；有些人则有不同的看法，他们会觉得自己的内在力量是大自然的一棵树、一株花；还有另外一些人会觉得自己的内在力量是生活中或身边的一位敬重的长辈或是老师，也许他们是父母中的一位，或者祖父母，或者另外的某个人；也有些人的内在力量不是任何人，而是一种温暖而有力量的感觉。我不知道对你来讲，你的内在力量是什么样子的，但是我相信，此时此刻，你一定会找到属于你的内在力量。

现在，我想邀请你用你的身体去感受这种力量，让你的内在力量和你的身体融为一体，在你身体的某一个地方为你的内在力量找到一个落脚点，有些人可能是在腹部，有些人可能是在胸部或者背部。当你找到落脚点之后，请把你的内在力量放进你的身体，然后和他们一起，融进你的生命河流中。

　　我想邀请你用这个世界的所有时间，去体验并做到刚才的一切，直到我再次和你说话。从今天开始，在外在世界中，无论你身处何地，无论你在做何事，当你需要你的内在力量，你都可以触及到它。那时你会惊喜地发现，在你内心深处流淌的生命河流里，你会有多么得自信与平静，你会对你的人生以及你的未来，怀有那么多乐观积极的态度。你充分地知道，在你深层的内在自我中，有这么一部分内在力量，总是和你在一起。你的内在力量就像是一位你内心的引导者，去引导你内心的方向，去引导你在你的生命中做出新的发现、新的选择。在你未来的某一天，当你回顾自己的人生，你会发现，梦想是可以成为现实的，你会感恩现在努力的你、积极的你，这样你便会体验到内心的安宁与平静。

　　请花一点内在的时间，去感谢你的内在力量，感谢它这么多年的陪伴，让你经历人生的风雨，却依然能在这里。去感受一下，此时此刻，你的内在力量浸润在你内在河流中的这种安宁、平静的感觉。

　　现在，我想让你把这份安宁、平静带回到你的现实生活中，也把这个声音和旋律带回来，就可以让他们在你未来的每一天都陪伴着你。

　　现在，我将开始倒数，五、四、三、二、一，现在，请你慢慢睁开双眼，带着所有美好的感受，回到现在。"

催眠治疗技术——寻找你的内在力量
指导语音频

## 三、自我安抚技术——蝴蝶拍

　　自我安抚技术——蝴蝶拍是一种寻求和促进心理稳定化，可以帮助增加安全感和积极感受的方法。以下是操作流程。

　　双臂在胸前交叉，右手在左侧，左手在右侧，轻抱对侧的肩膀。双手轮流轻拍自己的臂膀，左一下、右一下为一轮，轻拍4～6轮为一组。轻拍的节奏较慢，同时慢慢地深呼吸（腹式呼吸），观察心里和身体内流动的东西（想法、想象、声音、气味、情感和躯体感觉），不要去改变、评判或推开这些东西。可以闭上眼睛或者让眼睛睁开一点，专注于前方一点。

一组蝴蝶拍后，停下来，深吸一口气，体会感受。可以从日常生活中或既往经历中选择一件或觉得愉快，或有成就感，或感到被关爱，或其他正性体验的事件及积极体验的画面，如果好的感受不断增加，可以继续下一组蝴蝶拍。如果在轻拍的过程中出现负性内容，可以告诉自己"没事，现在只需留意积极的方面，不好的内容以后再处理"。结束蝴蝶拍后可以用一个关键词（如温暖、力量、平静等）来代表这个事件，想着这个关键词继续做三组蝴蝶拍。也可根据自我需要，适当增加组数。

自我安抚技术——蝴蝶拍
操作流程视频

## 四、着陆技术

着陆技术是一种稳定化技术，广泛应用于心理危机干预和创伤治疗中，可以帮助我们把注意力从内在的想法转回到现实世界，从应激事件（如新冠肺炎疫情）上暂时离开。着陆技术犹如一把锚，将你固定在现实世界。以下是指导语。

"请您舒服地坐着，做一个缓慢的深呼吸。看着你眼前的东西，可以是一个未启用的医用外科口罩，也可以是一瓶免洗消毒喷雾洗手液，不要碰它，用眼睛观察它，它可能有什么不同的表面，花点时间观察它的外形，然后想想它拥有的不同的特征。

这个东西的表面看起来是什么样的？是发光的还是晦暗的？是光滑的还是粗糙的？是软的还是硬的？是杂色的还是纯色的？它看起来还有什么独特之处？花时间继续观察这个东西。

现在把它拿在手里，去触摸它，注意它摸起来的不同感觉。是光滑的还是粗糙的？是有皱纹的还是平滑的？是软的还是硬的？可弯曲的还是钢硬的？这个东西不同的部分摸起来是一样的吗？温度怎样？有多少重量？它摸起来还有什么别的感觉？

继续用你的视觉和触觉观察这个东西，继续舒适地呼吸，当你开小差时，把自己拉回来。坚持观察，直到你观察到了它的一切特征，感到自己回过神来，回到眼前的当下。"

着陆技术
指导语音频

## 五、保险箱技术

保险箱技术是一种负性情绪处理技术，靠想象方法来完成，可以用来有意识地对心理创伤进行调节，从而使个体在比较短的时间内，从压抑的念头中解放出来。通过对心理上的创伤性材料"打包封存"，来实现个体正常心理功能恢复的效用。

以下是保险箱技术练习的指导语。可以先用深呼吸让求助者放松和安静下来，再根据指导语继续下去。

"请想象在你面前有一个保险箱，或者某个类似的东西。现在请你仔细地看着这个保险箱：它有多大（多高、多宽、多厚）？它是用什么材料做的？是什么颜色的（外面的，里面的）？壁有多厚？这个保险箱分了格还是没分格？仔细关注保险箱：箱门好不好打开？关箱门的时候，有没有声音？你会怎么关上它的门？钥匙是什么样的？"

（必要时可以帮助对方想象：锁可以是密码数字式的、挂锁式的、转盘式的，也可以是同时有多种式样的。针对年轻人，或是对技术感兴趣的求助者，应该允许他们对"新型的"锁具开展想象，如遥控式的，或通过电脑操纵的锁。）

"当你看着这个保险箱，并试着关一关，你觉得它是否绝对牢靠？如果不是，请你试着把它改装到你觉得百分之百可靠。然后，你可以再检查一遍，看看你所选的材料是否正确，壁是否足够结实，锁是否足够牢实。

现在请你打开你的保险箱，把所有给你带来压力的东西，统统装进去。"

[有些当事人一点都不费事，有些则需要帮助，因为他们不知道如何把感觉、可怕的画面等东西装进保险箱。此时，心理师应帮助求助者把心理负担"物质化"，使他们不费多大力气就能将心理

负担放进保险箱。例如：

感觉（如对死亡的恐惧）及躯体不适（如疼痛）：给这种感觉/躯体不适设定一个外形（如巨人、章鱼、乌云、火球等），尽量使之可以变小，然后把他们放进一个小盒子或类似的容器里，再锁进保险箱里。

念头：在想象中，将某种念头写在一张纸条上（如使用某种看不见的神奇墨水，人们只能用某种特殊的东西才能使之显现），将纸条放进一个信封封好。

图片：激发想象，与图片有关；必要时可以将之缩小、去除颜色、使之泛黄等，然后装进信封之类的，再放进保险箱。

内在电影：将相关内容设想为一部电影录像带，必要时将之缩小、去除颜色、倒回到开始的地方，再把录像带放进保险箱。

声音：想象把相关的声音录制在磁带上，将音量调低，倒回到开始处，再把磁带放进保险箱。

气味：如将气味吸进一个瓶子，用软木塞塞好，再放进保险箱。]

锁好保险箱的门，想想看，你想把钥匙（根据不同类型的锁，如写有密码数字的纸条、遥控器等）藏在哪儿。

请把保险箱放到你认为合适的地方，这地方不应该太近，而应该在你力所能及的范围里，但又尽量能放得远一些。同时，在你想去的时候，就可以去。原则上，所有的地方都是可以的。比如，你可以把保险箱发射到某个陌生的星球，或让它沉入海底等。但有一点很重要，就是你事先要考虑清楚，你怎样才能再次找到自己的保险箱——愿意的话，你可以考虑使用魔法或任何特殊的工具。

如果完成了，就请你集中自己的注意力，回到这间房子里来。"

保险箱技术
指导语音频

## 六、内在安全岛技术

内在安全岛技术是一种用想象法改善自己情绪的心理学技术，能在出现自己不愿面对的负性情绪时，找到一个仿佛是世外桃源的地方暂避一时。以下是指导语。

"现在，请你在内心世界里找一找，有没有一个安全的地方。在这个地方，你能够感受到绝对的安全和舒适。它应该在你的想象世界里，可能它就在你的附近，也可能它离你很远，无论它在这个世界或这个宇宙的什么地方。这个地方只有你一个人能够造访，你也可以随时离开。

如果你想要的话，你也可以带上一些你需要的东西陪伴你，比如，友善的、可爱的、可以为你提供帮助的东西。你可以给这个地方设置一个你所选择的界限，让你能够单独决定哪些有用的东西允许被带进来。但注意那是一些东西，而不是某些人。真实的人不能被带到这里来。别着急，慢慢考虑，找一找这么一个神奇、安全、惬意的地方。

或许你看见某个画面，或许你感觉到了什么，或许你首先只是在想着这么一个地方。让它出现，无论出现的是什么，就是它啦。如果在你寻找这个地方的过程中，出现了不舒服的画面或者感受，别太在意这些，而是告诉自己，现在你只是想发现好的、内在的画面，处理不舒服的感受可以等到下次再说。现在，你只是想找一个只有美好的、使你感到舒服的、有利于你康复的地方。你可以肯定，肯定有一个这样的地方，你只需要花一点时间，有一点耐心。有时候，要找一个这样的地方还有些困难，因为还缺少一些有用的东西。但你要知道，为找到和装备你的内在安全岛，你可以动用一切你能想到的工具，比如，交通工具、日用工具、各种材料，当然还可以使用魔法，总之一切有用的东西你都可以动用，也有能力动用。

当你到达了自己内心的安全岛时，请你环顾左右，看看是否真的感到非常舒服、感到非常安全，是不是确实是一个可以让自己完全放松的地方。请你用自己的心智检查一下。有一点非常重要，那就是你应该感到完全放松、绝对安全和非常惬意。请把你的安全岛规划成那个样子。请你仔细环顾你的安全岛，仔细看看岛上的一切，所有的细节。你的眼睛看到了什么？你所见到的东西让你感到舒服吗？如果是，就留在那里；如果不是，就变换一下或让它消失，直到你真的觉得很舒服为止。你能听见什么吗？你感到舒服吗？如果是，就留在那里；如果不是，就变换一下，直到你的耳朵真的觉得很舒服为止。那里的气温是不是很适宜？如果是，那就这样；如果不是，就调整一下气温，直到你真的觉得很舒服为止。你能不能闻到什么气味？舒服吗？如果是，就保留原样；如果不是，就变换一下，直到你真的觉得很舒服为止。如果你在这个属于你的地方还是不能感到非常安全和十分惬意的话，这个地方还应该做哪些调整？请仔细观察，在这里还需要些什么，能使你感到更加安全和舒适。

把你的小岛装备好了以后，请你仔细体会，你的身体在这样一个安全的地方，都有哪些感受？你看见了什么？你听见了什么？你闻到了什么？你的皮肤感觉到了什么？你的肌肉有什么感觉？呼吸怎么样？腹部感觉怎么样？请你尽量仔细地体会现在的感受，这样你就知道，到安全岛的感受是什么样的。

如果你在你的小岛上感觉到绝对的安全，就请你用自己的躯体设计一个特殊的姿势或动作，用这个姿势或者动作，你可以随时回到这个安全岛来。以后，只要你一摆出这个姿势或者一做这个动作，它就能帮你在你的想象中迅速地回到你的安全岛来，并且感觉到舒适。比如，你可以握拳，或者把手摊开，以后当你一做这个姿势或动作时，你就能快速达到你的内在安全岛。请你带着这个姿势或动作，全身心地体会一下，在这个安全岛的感受有多么美好。

现在，撤掉你的这个姿势或动作，平静一下，慢慢地睁开眼睛，回到自己所在的房间，回到现实世界中。"

内在安全岛技术
指导语音频

## 七、正念技术

正念技术是指通过不批判地、接纳地、一心一意地自我觉察，让个体慢慢放下焦虑和烦躁、不安和紧张的技术。这里介绍两个容易操作的小方法，以下是操作步骤。

1. 正念静坐

放松地坐在椅子上，身体自然挺直，双脚平放地面，双手自然地放在大腿上或膝盖上，深呼吸。感受双脚和地面接触时的触感，仔细体会大地对双脚的支撑，感受椅子对臀部的触感，仔细体会椅子对身体的支撑，感受脸部和空气的接触，感觉自身和外部空间的联结，感到自身被接纳、被包容。在一呼一吸之间，在一刻接着一刻的觉察中，逐渐安定，感到平衡。

正念静坐
操作步骤音频

2. 正念冥想——石片落在湖上

找一个安静的地方，用舒服的姿势坐下或躺下。想象在一个天气晴朗的日子，你在一片澄澈的湖边。想象自己是一片小石片，又轻又薄。想象自己被抛向湖面，轻轻地、缓缓地飘过湖水落到平滑的沙质湖底。

关注点在于：当你飘落时你看到了什么、感觉到了什么，当你抵达湖底时，留意自己的感受；觉察内心的宁静；把注意力停留在自己内心的中心。

正念冥想——石片落在湖上
操作步骤音频

# 第六章
## 不同人群的心理危机干预技术应用

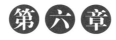
**一、团体心理辅导干预**

　　心理危机干预的团体心理辅导可以采用危机事件应激晤谈（critical incident stress debriefing，CISD，也称危机事件集体减压）。其理论依据是"事件的认知结构，如思想、感觉、记忆和行为在复述事件并体验情感释放时都会得以修正"。CISD 是以团体为对象，通过团体成员的互动，促使个体在人际交往中认识自我、探讨自我、接纳自我，调整和改善与他人的关系，学习新的态度与行为方式，增强适应能力，以预防或解决问题，并激发个体潜能的干预过程。通常在应激事件发生后 24 ～ 48 小时内实施，根据参加人员的数量，整个过程需要 2 ～ 3 小时；参与人数 8 ～ 12 人为宜。

### （一）CISD 的阶段

1. 阶段 1：导入期

心理师自我介绍描述 CISD 过程中的规则，小心解释隐私问题。

2. 阶段 2：事实期

　　请参与者描述一些有关自己、事件及其在危机事件中所进行活动的情况，询问参与者在处理紧急事件的过程中身处何地，所见、所闻及所做，每人都要轮到，使整个事件重现眼前。

3. 阶段 3：感受期

　　询问与感受有关的问题，如"当时（发生危机事件时）你有何感受？""你现在有何感受？""在你过去的生活中，有过类似的感受吗？"

4. 阶段 4：症状期

参与者描述自己的应激反应综合征的表现。询问参与者在事件过程中体验了什么不同寻常的事情，如"你现在正体验什么不同寻常的事情？""自从事件发生之后，你的生活发生了什么改变？"请参与者讨论其经历正导致其家庭、工作或生活发生什么变化。

5. 阶段 5：辅导期

心理师介绍应激反应综合征（情绪、认知、身体、人际反应），强调这是对危机事件的正常反应。

6. 阶段 6：再入期

（1）拾遗收尾：回答问题。

（2）最后安抚：制订未来行动计划。

（3）小结：告诉参与者更多资源信息。

## （二）CISD 的注意事项

（1）参加人员：急性恐惧无法安定下来的、急性悲伤缄默无法有效交流的个体不适宜参与。

（2）建议晤谈与特定的文化相一致，有时文化仪式可以替代晤谈（如哀悼仪式）。

（3）共同制定必要的规则：团体聚会的次数，每次聚会的时间、地点（针对新冠肺炎人传人特点带来人际的反应，地面聚会模式可能带来新的恐慌，建议采取线上聚会模式）；所有成员是平等的，需要互相尊重；注意保护个人隐私，杜绝外传；所有成员共同分享团体内的资源等。

（4）心理师注意团体的情绪、认知的导向，须引向积极的一面。

（5）心理师善于利用团体内成员自身的力量来帮助各成员。

（6）心理师需要关注到每一个成员，还要提醒其他成员不能忽视任何一个成员。

（7）心理师需要及时发现需要重点个别干预的成员。

（8）对于战斗在疫情一线的医护人员的团体干预建议采用巴林特小组的活动模式。

## 二、丧亲者心理危机干预

新冠肺炎造成的患病者死亡，对活着的亲人是难以接受的事实和重大打击。痛失亲人是人生的重大丧失，可能会经历以下几个阶段。

（1）休克期：可能会出现情感麻木，甚至出现否认丧失亲人的事实。

（2）埋怨期：自责、后悔自己没有救出亲人，对灾难造成的亲人丧失感到非常生气。

（3）抑郁期：会出现情绪低落，不愿意见人，对什么都没有兴趣，失眠等。

（4）恢复期：不再做噩梦，开始适应新生活。

### （一）干预策略

丧亲者在亲人丧失之初多处于情感休克期，表现茫然麻木，工作目标应放在和丧亲者沟通，提供心理支持。开始以陪伴、具体的帮助、倾听为主。即首先要取得丧亲者信任，建立良好的人际关系；鼓励丧亲者表达感情，给予安慰、关心、实际的接触；安排亲友暂时接替丧亲者的日常事务；鼓励丧亲者用言语表达内心感受及对死者的回忆；帮助丧失亲人者认识、面对、接受丧失亲人的事实；干预者不加评价的倾听有利于丧亲者表达出各种想法；帮助丧亲者发现、接受和表达悲哀过程中的各种复杂情感；告诉丧亲者，人在痛苦时哭泣是一种很自然的情感表现，而不是软弱。必须允许并在必要时鼓励丧亲者反复地哭泣、诉说、回忆，这种表达方式不限性别和年龄。撰写日记等其他方式也有利于情感的表达。

### （二）注意事项

（1）使用标准问候语。

（2）使用和丧亲者类似的声调，心理师从一开始就应注意与丧亲者的声调相匹配，然后慢慢地把音调调到正常水平，丧亲者会慢慢配合。

（3）尽量使用丧亲者的用词、用语与其交谈。例如，丧亲者："我想结束自己的生命。"心理师："您已经制订了结束自己生命的计划？"丧亲者可能会用俚语，但心理师不鼓励用贬义词或不恰当的词汇。

（4）当好倾听者，掌握以下技能：用心领会丧亲者的思想与感情；允许丧亲者口误或用词不当；允许其停顿和沉默；搁置自己的需要与看法。

（5）避免给予建议。

（6）避免在干预中评判丧亲者。例如，"你不应该那么想。""你不应该伤害你自己。""你怎么能那么做呢？"

（7）避免转换话题。

## 三、对儿童青少年的心理危机干预

### （一）危机事件发生后儿童青少年的心理应激反应

危机事件发生后，儿童青少年的反应取决于多种因素如危机事件的特点以及当地生活环境、家庭与儿童青少年自身的个性特点等。危机事件对儿童青少年所依赖的家庭会带来不同后果，这些结果会对儿童青少年造成不良影响：① 家庭成员的死亡或身体受伤；② 失去家庭或财产；③ 父母失业导致家庭生活没有保障；④ 父母心理障碍或反应影响对儿童青少年的照顾能力。

不同年龄段的儿童青少年，由于其在不同发育阶段，其认知情绪调节身体反应的能力不同，因而面对危机会有截然不同的理解方式、内心冲突和行为反应。

1. 还不会说话与表达的婴幼儿

他们不一定能明白现实层面的信息，更多会受到周围人情绪氛围的影响，出现各种行为上的变化，如突然夜间醒来或者哭闹等。

2. 4～7岁的学龄前儿童

他们处在想象与现实的交界，会更容易把一些现实世界的状况与幻想世界的担忧联系在一起，如担心世界末日、瘟疫怪兽等，这也是相对容易直接表达内心担心与恐惧的年龄阶段，哪怕父母只是咳嗽了一下都有可能会让他们担心是不是最糟糕的状况已经发生了；对父母依赖，容易受惊，退行、遗尿等。

3. 7～12岁的学龄儿童

他们在认知层面已经能够吸收许多客观现实的信息，如与病毒有关的科普，并不一定会流露出许多的担忧与恐惧，甚至还会看起来毫不在乎（部分因为对他们来说，有"需要自己看起来像个大孩子"的心理发展诉求）。他们可能会表达各种困惑与恐惧；会产生注意力不集中、学习困难；焦虑、疼痛等躯体不适；发脾气、好打架等攻击行为；害怕上学等。

4. 12～18岁的青少年

他们有一定的认知能力，可以理解较多客观现实的信息，并进行自我调适。他们可能会出现冒险行为，感到疼痛等不适，可以出现情绪低落、焦虑愤怒、发脾气等表现。

### （二）心理危机干预要点

（1）保障儿童青少年身体和环境安全，预防潜在危害。

（2）儿童青少年需要得到情感支持和恰当的信息。鼓励他们以习惯的方式表达自己的经历想法及情感体验。对儿童青少年进行心理干预，首先需要让他们熟悉我们。注意不要增加其不能理解的负性信息。可以进一步了解儿童青少年有无其他疑问或担忧，可以鼓励其表达，所有的担忧和恐惧情绪，只要有机会谈论，就有机会被缓解。

1）8岁以下的儿童：开始时可以先和他们玩游戏或者一起读绘本等。允许他们哭泣和表达悲伤，不要强求其勇敢或坚强。

2）8岁以上的儿童：可以通过言语交谈开始，然后进一步深入关心其可能存在的担心内容，如是否担心自己或他人都会死掉，是否担心自己永远也见不到家人了等。允许其直接表达情感，再表达对其担忧和害怕情绪的理解，然后用其能理解的语言告知目前发生的状况，告知积极信息。

（3）重建安全感和可控感：不要批评他们暂时出现的一些退行或幼稚行为。应该反复向他们承诺爱他，会照顾他，免受再一次的伤害。向他们承诺，危机事件的发生不是他们的错。同时要恰当地为他们提供有关灾难的准确信息，需要如实简洁回答他们提出的各种问题。同时应给予希望、支持和保障。

当儿童青少年遭遇危机事件后，父母、老师应该暂时减少对其各种学习、活动与行为规范的期望，鼓励其进行各种阅读、画画、体育运动、音乐与游戏活动。特别是学前或小学的儿童需要以这些方式来体验与修复内心遭受的灾难，理解灾难、宣泄情绪和憧憬未来。

儿童青少年居家时有规律的作息表可参考，类似上学时的课程表，让儿童青少年感觉非常时期各种安排都是"可预测"和"熟悉"的。在能力范围内让其有机会自主选择活动内容。

（4）让儿童青少年保持各种社会联系，获取同伴支持：居家隔离的儿童青少年，可以通过视频、电话与一些重要的关系保持联系，这些关系包括祖父母、亲戚，以及学校的同伴及老师等，尤其是与同伴的交流能让他们有机会以自己的方式去表达和缓解压力，体验到"我并不是一个人在战斗"。

对于中学生，可以利用板报制作或标语的设计，让其也参与防疫的任务，既可以缓解心理压力，又可以体现自我价值。

（5）教给儿童青少年基本的自我放松和自我调整的方法：教会儿童青少

年一些自我放松和自我调整的方法。如呼吸放松、肌肉放松、正念冥想等。

## 四、老年人群心理危机干预

### （一）老年人群的生理、心理特征

老年人的生理变化主要是机体老化、功能障碍。随着年龄的增长，人体各系统、组织和器官功能逐渐衰退致机体活动减退、生物效能减低、环境适应能力减弱和器官应激能力衰减。而生理上的衰老，也会造成心理上的改变。同时，老年人退休后活动范围减小，活动中心改变，加上感觉、运动、认知等生理变化的影响，表现为安全感下降、适应能力减退，容易出现虚弱感、自卑感、空虚感等。老年人有以下几种常见的心理特征。

1. 自卑

当老年人的自尊需要得不到满足，又不能恰如其分、实事求是地分析自己时，就容易产生自卑心理。老年人产生自卑心理的原因通常为衰老引起的生活能力下降，疾病引起的部分或全部生活自理和适应环境的能力的丧失。例如，老年人与年轻人相比，他们对信息掌握、理解、分析的能力明显下降，也因此老年人群常常沦为造谣者的"帮手"，想提醒家人或朋友而"好意"转发一些看似符合常理但不实的信息。尤其在面临危机事件时，老年人都迫切想帮助到他人，但如果家人和朋友忽略了老年人的这种好心，甚至指责老年人的做法，则会加重他们的自卑感。

2. 失落

随着社会角色的转变，老年人退休后，经济收入水平下降，人际交往减少，交际圈相对单一，老年人常常会出现失落感。这种失落感大部分可以通过时间的流逝而得以缓解，但有部分老年人，可能本身存在性格缺陷，或者受到负性生活事件的影响，无法适应角色转变，经常出现情绪不佳、心烦、失眠等，失落感将持续很长时间。

3. 孤独

老年期由于身体各器官逐渐衰老，心理状态也随之变化，对环境的适应能力下降，孤独和寂寞经常显现，尤其在失去重要的生活依靠和精神寄托时，如至亲去世、家人被隔离、亲密的朋友移居等，孤寂感更加明显。对于中国老年人来说，过年意味着团聚，意味着在远方工作的孩子即将回家。过年承载了他们的期盼，也让他们积攒了一年的"爱与思念"，通过一顿顿家庭聚餐、通过

"爸妈的味道"传递。而在新冠肺炎疫情下的春节,对于部分老年人来说,这样的"盼头"成了奢望。虽然他们能理解在危机事件来临之时应该怎么做,但是心理的落差仍在,这些孤独感与遗憾,还未消化,更需要我们关注。

4. 焦虑、恐惧

焦虑源于未知。不少老年人过于关注身体健康,对常见疾病的诊治缺乏足够的认识,常常感到担心、害怕,或者不敢面对现实,甚至产生恐惧心理,个别老年人还会以"灾难化"的心理来判断疾病的预后及转归,对治疗失去信心,对未来持悲观态度,怕拖累家人。老年人也经常对经济过于担心,认为自己生病花了家里的钱,产生对家庭及家人的愧疚感。

### (二)心理危机干预要点

当危机事件来临之时,老年人会容易陷入焦虑、恐惧、抑郁情绪状态,难以接受现实,对治疗不能积极配合。在应对方面,应对方式被认为是生活事件(压力事件/危机事件)和心身反应的主要中介因素;老年人的消极应对方式与躯体化、强迫症状、抑郁有显著相关性;消极应对可以说是影响老年人心理健康的首要因素。因此,在危机事件下,提高老年人群的应对能力,变消极应对为积极应对,将大大改善老年人心理健康状况。另外,加强社会支持,尤其是家人的支持,将极大改善老年人心理健康状况。

1. 关注身体健康,合理饮食及保持良好的生活习惯

(1)在危机事件来临时,因为各种原因,部分老年人会偏听偏信,购买或食用标榜可以预防疾病的食物或保健品。其实,对于老年人来说,保证正常饮食就可以了。饮食方式上做到少食多餐,进一些容易消化或帮助消化的食品。保持食物种类丰富多样,不偏食,荤素搭配,均衡饮食。每天摄入合理的高蛋白类食物,包括鱼、肉、蛋、奶、豆类、坚果,坚决杜绝接触进食野生动物,拒绝进食腐烂、过期的食品,拒绝进食半熟、半生品。保证一定的蔬菜和水果的摄入,多喝水。

(2)保持良好的生活习惯:保证每日相对规律的作息,按既往的规律起床、睡觉,注意保暖。新冠肺炎疫情期间尽量减少外出活动,改为每日室内轻便活动,如在家练习打太极、学习五禽戏等。勤开窗,经常通风,定时消毒,不随地吐痰,保持手卫生,主动做好个人健康监测,怀疑自己发热时主动测量体温或联系家人及家庭医生。对于长期卧床、肢体活动受限的老年人,家人需辅助老年人进行肢体康复训练,帮助其定时翻身,预防深静脉血栓及褥疮。

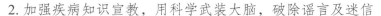

2. 加强疾病知识宣教，用科学武装大脑，破除谣言及迷信

掌握一定的疾病知识有利于缓解老年人的焦虑、恐惧情绪。新冠肺炎疫情期间网上信息量大，有些内容真伪难辨，建议老年人只关注官方发布的消息，勿听、勿看、勿传非官方渠道的消息，做到"眼不见心不烦"，最主要的是让老年人了解它的传播途径，以利于切断病毒的传播。当老年人知道"为什么"要这么做时，他们才会心甘情愿地、主动地去配合防疫。

同时，对于新知识，老年人要多与家里的年轻人交流，并求助。

3. 允许老年人有一些负面的情绪，鼓励适当表达和疏泄出来

在危机事件来临时，因为各种原因出现的无力感，可能会被扩大，这个时候需要让老年人明白，任何人都会出现无力感，短时间出现这种感受是正常的。同时，也需要鼓励老年人通过合理的方式，将这部分情绪抒泄出来，例如，对于善于表达情感的老年人，鼓励他们向子女说"我有点担心……""我有点害怕……"；对于不善于直白表达情绪的老年人，要主动关心，鼓励他们找到自己喜欢的缓解情绪的方式，如可以翻出家庭照片集，跟老伴讲讲以前发生的有趣的事情等。

4. 关注丧失性事件

在此次危机事件中，老年人会比普通人群面临更多的丧失性事件。即便老年人听到与此无关的丧失性事件，如大家庭中有老年人因年迈离世、老年人的朋友或邻居等因疾病离世等，部分老年人也会自动联想到此次危机事件，而出现恐慌等情绪反应。面对死亡的恐惧，老年人的子女要给予足够的关注，当老年人在听到类似消息后，出现紧张、害怕、闷闷不乐等情绪反应时，多给予陪伴、支持、问询，必要时向专业的心理医生求助以帮助渡过难关。

5. 保持各种社会联系，获取同伴支持，尤其是家人的相互支持

帮助老年人学会使用现代电子设备，让老年人可以通过微信视频等方式与家人交流和讨论，适时将自己的感受和经验分享给家人，用行为告诉家人，我们是相互支持、关爱的一家人，有困难，我们一起面对。

## 五、对一线救援人员的心理干预

### （一）一线救援人员的心理应激反应

新冠肺炎疫情的突然暴发，导致一线救援人员的工作量明显增加，工作环境发生较大变化，工作时多重防护带来各种不便，工作时间明显延长，甚

至有的一线救援人员缺乏休息，还有部分一线救援人员长时间不能回家，甚至可能面临感染的风险，一线救援人员承受着各种压力及体力透支，容易出现各种的心理、生理问题，甚至对自身职业产生困扰。在对其进行心理干预时，重点要能识别常见的和极端的心理应激反应。

1. 常见应激反应

（1）增加或减少活动的水平。

（2）睡眠困难。

（3）麻木。

（4）易激惹、愤怒和有挫折感。

（5）以休克、恐惧及无助形式呈现的替代性创伤。

（6）混乱、注意缺乏、决策困难。

（7）身体反应（头痛、胃痛、易受惊吓）。

（8）抑郁或焦虑。

（9）社交活动减少。

2. 极端应激反应

（1）同情的压力：无能为力、困惑、孤独。

（2）同情疲劳：疲软、疏远、放弃。

（3）直接或间接地，投入地或不由自主地再次体验创伤体验。

（4）试图在专业领域或个人生活中超越控制。

（5）撤回和隔离。

（6）变得过分地投入工作或睡眠的急剧改变（不想睡觉或不想起床）。

（7）人际关系的严重困难，包括家庭暴力。

（8）伴随绝望的抑郁（有把个体置于高自杀风险的潜在可能）。

（9）不必要的风险。

## （二）心理危机干预要点

1. 控制压力源

（1）尽可能消除一线救援人员的后顾之忧；上岗前进行业务培训的同时，进行应激的预防性晤谈。集体晤谈目的是：公开讨论内心感受、支持和安慰、资源，动员、帮助当事人在心理上（认知上和感情上）对应激有所准备。

（2）合理排班，计划在前，让每个人对自己的工作有充分的心理预期，避免临时安排工作，提供休息区和睡眠区。

（3）限制工作时间，保持适当休息，保证充分的睡眠和饮食。

2. 负性情绪处理

（1）鼓励其表达情绪，选择合适的渠道和方式，让其表达和倾诉出来，并接纳情绪，不必强求保持镇静。

（2）鼓励其保持与外界的沟通。和家人联系，告知自己的状况，安排家人为其落实生活必需品或隔离期间需要的娱乐和工作物品。

（3）鼓励其适当宣泄，允许其示弱，允许其在悲伤、感动时哭泣。

3. 有规律的运用压力管理工具

例如，团体心理辅导，分享观点，鉴别困难经验，制定问题解决策略。

（1）指导其在工作日练习简短的放松技巧（详见第五章腹式呼吸放松）。

（2）运用同伴体系分担低落的情绪反应。离开救援工作点，与同事坐在一起，聊天、探讨工作中遇到的问题，分享自己的情绪、担忧、经验等。在团体心理辅导时可以参照 CISD，也可以谈论当日工作中经历的"三件好事"，分享积极资源，扩大积极性事件的影响，避免产生替代性创伤体验。

（3）辨识饥饿、生气、孤独或疲劳，并采取合适的自我照顾措施。

（4）允许自己是有限的，积极自我反馈。

（5）增加积极的活动。每个人都有自己独特的减压方式，阅读、运动、听音乐等。可根据条件许可，具体准备。如一本自己平日喜欢的书籍、一件简易轻便的乐器（如口琴）等，适当的阅读，倾听或弹奏音乐可放松过度紧张的情绪。做一些简易轻便的运动，如俯卧撑、跳绳、广播体操等，适当的体育锻炼可以消耗掉体内因为应激而动员起来的化学物质。

（6）写日记，绘画涂鸦。如果不愿意或不方便与人倾诉，那么记日记是一个很好的减压方式。将自己的压力体验、情绪的变化、生理和心理上的烦恼、经历过的酸甜苦辣都记录下来。写作的过程中，就能起到减压的效果。并且不仅能减压，也是保留了一份珍贵的回忆。如果不愿写叙事性的日记，也可以做些绘画、涂鸦。

（7）提供饮食能量：吃巧克力等零食可以帮助缓解压力。紧张焦虑的时候，吃点巧克力不仅能有助于情绪的改善，也能帮助快速补充体能。其他可选的零食种类还包括坚果类、果脯类等。

（8）亲友的照片、温暖的纪念物、鼓励的视频或支持的话语等。一线救援人员不止是为了自己的家人和朋友在战斗，也是为了全国人民在战斗。可以准备家人的照片，或请亲友在纸上写下祝福鼓励的话语，贴在工作或休息的地方，或者在手机里录制一段鼓励的视频，在最需要的时候，给予力量，渡过难关。

4. 休息和复原

帮助工作结束后，指导一线救援人员花时间内省所经历的事并且好好休息。

（1）指导其和领导、同事或其他信任的人讲述自己在危机的情况中工作的体验。认可自己成功救援了别人的地方。

（2）指导其学会内省，认可自己干得不错的地方，接受做得不足的方面，并承认在当时的情况下，能做的事情是有所局限的。

（3）帮助其去角色化。重大危机事件中作为一线救助者往往无意识地扮演着一个"战士"的角色，结束一线工作后需要为其"去角色化"，告知其："我已经尽力地完成了救助使命，之前我的工作有很大的意义。现在我不需要再做一个战士，我只是一个普通的工作者，我需要重新调整节奏，恢复普通人的生活和工作状态。"

健康的生活方式：充足的睡眠、合理的饮食，以及适当的运动。

## 六、对行政管理人员和疾控人员的心理危机干预

### （一）行政管理人员和疾控人员面临的主要压力源

1. 岗位职责重大

行政管理人员和疾控人员作为新冠肺炎疫情危机事件处置决策的主要负责人，责任重大。

2. 长时间超负荷工作

行政管理人员和疾控人员突然面对大量的工作任务，长期处于超负荷工作和高强度作业的状态，会有耗竭感。

3. 缺乏情绪发泄途径

管理人员和疾控人员在新冠肺炎疫情危机事件中要发挥带头表率作用，做好榜样示范，担当解决问题、实施救援的主力军，这就要求他们总是以积极的状态来感染和调动群众的情绪，因此发泄自身情绪的途径反而会相对局限。

### （二）主要心理、生理、行为特征

除常见应对危机的反应外，由于传统文化影响，行政管理人员和疾控人

员往往会压抑情绪的表达，导致创伤反应在躯体层面表达出来，具体表现为睡眠障碍、反应过度、强迫行为（如反复确认信息、反复洗手消毒等）。

### （三）主要心理危机干预方法

**1.准确评估心理状态**

使用一些心理状况评估工具（详见本书第四章），以了解疫情发生后行政管理人员和疾控人员心理健康水平。注意行政管理人员和疾控人员在面对有不幸遭遇的当事人时，出现替代性创伤现象。若发现存在替代性创伤或创伤后应激障碍（PTSD），应该让其暂离工作岗位，立即安排其接受全方位心理危机干预和疗休养。

**2.运用支持性心理治疗技术给予心理支持**

这些技术主要包括倾听、解释、鼓励、保证、指导、积极暗示和改善环境等。

**3.充分调动社会支持资源**

积极帮助行政管理人员和疾控人员寻求社会支持，特别是来自家庭与组织的理解与支持。

**4.帮助形成正确的认知评价**

帮助行政管理人员与疾控人员对新冠肺炎疫情的性质与后果形成客观的判断。

**5.帮助形成积极的应对技巧**

仔细分析行政管理人员和疾控人员的对疫情的应对策略，并帮助其形成积极的应对技巧，如宣泄、转移、放松、团队心理辅导（如在团体内通过诉说事件、表达自己的心理反应、关注自身的躯体反应、分享生活中的正性事件等活动促使他们感受团体内的支持力量）。

**案例** 疫情期间因发烧被隔离引发焦虑情绪的心理危机干预

**1.求助者基本情况**

邬某，男，35岁，某机关单位管理人员，患有肾结石多年，在工作协调中曾接触新冠肺炎疑似病例。其在2月初因发烧、血尿、肾区疼痛就诊，医院检查诊断为因肾结石掉落导致发炎而引起低烧，经胸部CT检查显示无感染。其在休息期间发烧症状持续未退，想起自己曾接触疑似病例，担心可能感染新冠肺炎，情绪紧张、焦虑。同时，其看到同事们辛苦忙碌，对自己不能回岗位工作感到自责。

2. 应对策略

（1）引导求助者叙述了事情发生经过和目前状况，以对其进行心理评估：过程中，求助者思维清晰，表达流畅，伴有轻度焦虑、紧张的情绪，但未影响日常生活。因此，心理师评估其有轻度焦虑情绪问题。

（2）支持和鼓励，挖掘资源：引导求助者更多地表达自身的感受，帮助其宣泄负性情绪，同时对其就诊和隔离过程中的冷静、考虑周全给予肯定，引导其挖掘能做到这些积极应对的资源在于：① 对疫情相关知识和当地目前新冠肺炎疫情诊治、防控情况的了解。② 单位领导、同事对其提供工作支持。③ 家人在电话中鼓励和陪伴，并做好相关配合，减少求助者的后顾之忧。④ 求助者隔离在家，熟悉的环境使其有安全感。

（3）引导求助者客观分析感染的可能性，从而缓解其焦虑情绪：① 求助者的血常规检查显示白细胞升高，确有发炎症状，但其曾因肾结石掉落，也出现过连续多日低烧不退的情况。② CT 检查显示无感染，且无胸闷、咳嗽等其他新冠肺炎典型症状。③ 受疼痛影响，睡眠不佳，可能导致发烧症状的持续。在客观分析之后，求助者对自己被感染的可能性评估下降，焦虑、紧张的情绪也得到了缓解。

（4）对求助者的责任心和敬业精神表达赞美和感谢，引导其换个角度看待目前的状态。将隔离视为储备自己的能量，待回岗之后可以以更好的状态投入到工作当中。

（5）其他建议：可与家人朋友交流或以写日记、记录心情等形式倾诉想法，宣泄负性情绪；规律日常作息，可以做一些自己感兴趣的事情转移注意力；通过原地快走等简单运动、腹式呼吸放松等训练帮助疏解心情。

## 七、心理危机干预者自助

心理危机干预是一项专业性和实践性都很强的工作，是对心理师的巨大挑战，与一般的心理咨询服务比较，心理危机干预对从业人员的专业素质要求更高、更科学、更规范。其会因为提供帮助时的所见所闻而受到影响。作为一名施助者，关注自己的心理健康状况很重要，照顾好自己才能给他人最好的关怀。

例如，有一名热线接线员，接听到一通在新冠肺炎隔离点打来的电话，电话那头的求助者先是问了几个关于疫情的问题，接着开始抱怨隔离点的环境，越讲越愤怒，接线员也跟着着急起来，当时这位接线员并没有意识到他接到的是一通需要心理危机干预的电话。由于这位接线员没有这种心理危机意识与准备，突然不知该怎么办，头脑一片空白，他很是自责。后来，他接受了督导，理解了自己是在无准备的状态下瞬间进入了一个高压状态，出现着急情绪是合理的反应。接着，督导师还给他做了一些心理危机干预的培训，让他更明确了接到类似电话可以做些什么、不要做些什么，以及何时转介。

其实，在这次新冠肺炎疫情大范围暴发的情况下，不只是专业心理危机干预人员会去做心理危机干预的工作，很多普通群众也可能在无准备状态下遇上亲戚、朋友的求助，变成瞬间"被要求"去做心理危机干预工作。因此，不论你先前是一名专业的心理危机干预员，还是一名普通群众，在疫情暴发的时刻，都需要对心理危机干预工作有一些了解。以下罗列几点提示，以帮助你在心理危机干预工作的开展方面有一些方向。

（1）提升专业水平：对于心理危机干预专业从业人员来说，要不断地累积工作经验，提升自身的专业水平，并能得到及时的专业督导，这将有利于干预者及时觉察自己的不平衡状态，以利于其自身的调整。

（2）加强情绪管理：面对重大疫情，要识别自己的情绪、理解自己的情绪，学习调控自己情绪的方法和技巧。

（3）掌握自我调节方法：如保持幽默感和客观性，进行适当的休闲和锻炼，应用某些如蝴蝶拍、内在安全岛、保险箱技术等特定的自我保护技术。这些将有利于心理危机干预者及时进行自我平衡与调节。

（4）开展团体分享：在团体中交流，向同伴倾诉替代性创伤体验。

（5）提前做好行动计划，及时调整心理危机干预工作重点，及时转介。

（6）创造有利条件，避免再次创伤。

**案例** 一个焦虑母亲和吵闹孩子的心理危机干预案例

1.求助者基本情况

一位 8 岁女孩的母亲来电表示自己要崩溃，在新冠肺炎疫情期间，其所在小区已有被确诊者，现在感到非常焦虑，总是担心自己和确诊患者有过接触，去过同一家超市，不知道会不会被感染。她在家里让自己和孩子都戴上口罩，一会儿就让孩子洗手，孩子不肯，还要出去玩，自己就动手打了孩子，然后又感到非常后悔，认为自己非常不应该。丈夫也认为自己有问题，和自己吵架，夫妻关系变得僵持。由于自己的状态，加之每天有疫情的报道，孩子也变得小心翼翼，还问是不是一出门就会死，是不是再也不能去游乐场玩了。孩子还经常哭泣，似乎又回到婴幼儿时期。她感到心力憔悴，来电询问要怎么办。

2.应对策略

（1）共情同理这位母亲：作为一个母亲，担心孩子的安危是本能的反应，其应激性焦虑的反应也是正常的现象，应给予情绪正常化的处理。同时，帮助这位母亲更好地保持自己的情绪状态，接纳自己的焦虑反应。再进一步给予放松训练，结合腹式呼吸放松，帮助其调整躯体感受进而调整情绪。

（2）帮助这位母亲理解孩子的行为表现：无论大人还是小孩，面对疫情都会体验"不安全"与"失控"。父母只有让自己的情绪平稳下来，才能安抚到孩子。因为儿童心理发展的特殊性，当天灾人祸发生时，他们也经常会承受一些非理性的内疚情绪，如"这些糟糕的事情一定是因为我不乖引起的""不能出去旅行是因为我不听话"等，父母需要在孩子流露出类似情绪时向他们保证，疫情并不是任何一个人的错，更不是他们的错，为疫情所做出的生活调整也和他们的平时表现无关。父母要帮助孩子提高情感能力，教孩子意识和表达自己的感受。比如，在现在这个情况下，很多父母可能会重视向孩子解释发生了什么，教孩子如何安排时间，嘱咐孩子要注意什么、该做什么，但往往会忽视与孩子交流感受。但其实对孩子来说，与了解事实本身相比，更重要的是有人真正关注自己的情感。当孩子在家有各种行为不当时，不要马上责备孩子或教育孩子，可以先从孩子的情感入手，如可以表达"你是不是觉得憋得慌？是不是想小伙伴了呀？"

（3）不要批评孩子暂时出现的一些退行或幼稚行为：允许孩子哭泣和表达悲伤，不要强求其勇敢或坚强。父母需要反复向他们承诺爱他们、照顾他们。不同年龄段的儿童青少年，由于其在不同发育阶段，认知情绪、调节身体反应的能力不同，因而面对危机会有截然不同的理解方式与内心冲突和行为反应。父母可以和孩子谈论病毒，但孩子与成人理解与消化信息的能力不同，要避免向他们暴露过多的负面信息（如一些含有情绪崩溃、尸体等画面的视频，或令人高度不安的坊间传言），需要如实简洁回答他们提出的各种问题，可以参考比较有公信力的媒体来获取科普及新闻资源。例如，"你一定觉得很奇怪吧？我们都不出门了，外面的人都戴上了口罩。因为我们在防止一种不好的东西进到我们的身体，它叫病毒。""哎哟，我们宝贝是担心了吗？给愁坏了。科学家和医生们正在研究病毒是怎么来的，经过医生们的努力已经有很多人都好转出院了。我们不用太害怕，我们的身体有对抗病毒的能力。我们要好好休息，多喝水，吃饱饭，增强我们的抵抗力，配合医生们一起战胜这个病毒，你说呢？"

（4）建议这位母亲可以在家和孩子做一些活动：可以和孩子一起设计有趣好玩的室内游戏，如枕头大战、枕头山、拼图、你画我猜、角色扮演等；也可以教导孩子参与到家务劳动中，如一起做烘焙、做饭等；也可以利用网络让孩子与小伙伴保持联系。在能力范围内让孩子有机会自主选择、安排活动内容，让孩子感觉非常时期各种安排都是"可预测"和"熟悉"的，以建立安全感。

## 八、普通群众的心理防疫科普指南

### （一）照顾好自己

（1）正视并接纳自己的焦虑和恐惧情绪：面对未知的病毒，我们很难做到淡定，要允许自己有这样的负性情绪，不要严苛要求自己。但如果这样的负性情绪强烈且持久（两周以上）而影响日常生活，请寻求专业心理师的帮助。

（2）尽可能维持正常的生活作息：要有适当的休息，尽量保持生活的规律性。记住引起心理危机的事件的发生会令人手忙脚乱，因此让生活作息维持规律，是应对的必要条件。正常、规律、健康的生活作息非常重要，适当地休息；合理地安排饮食，多喝水，保证新鲜水果蔬菜的摄入，将肉蛋鱼奶等动物性食物加热至熟透；保持适度、适合自己的体育锻炼等。

（3）给自己列一个令自己感到愉悦的计划清单，并执行它：你一定知道平日做什么事情会令自己开心，那就列出来，执行它。例如，允许自己哭一哭，写出自己的想法或感受，玩一些不费脑子的小游戏，运动，深呼吸，抱一抱可以慰藉你的物体，泡一个热水澡，与人聊天等。当感觉负性情绪要淹没自己时，这些是可以做的事。

### （二）处理负性情绪

#### 1. 减少因信息过载带来的心理负担

一些互相矛盾的未经证实的信息会让人感到无所适从，徒然增加自己的焦虑、恐慌情绪，影响自己的心情。在新冠肺炎疫情期间，尽量控制每天接收相关信息的时间，建议不超过 1 个小时，睡前不宜过分关注相关信息。不道听途说，只关注官方的信息。

#### 2. 自我对话，自我鼓励

在日常生活中，我们都有一种自言自语的特殊能力，不论是大声地或无声地自言自语，你都能利用这种能力训练自己克服艰难的挑战。因此，你可以这么告诉自己："它可能不好玩，但我可以应付它。""我很棒！""我行！""这会是一段很重要的经历。""我不能让焦虑和恐惧占上风。"

#### 3. 适度运动调节

运动的好处在于可帮助减少精神上的紧张、增强心血管功能、增强自我效能、提高自信心、缓解沮丧等。哪怕被隔离，也可在隔离点做做运动，调整心态。

#### 4. 正向思维

不要只往坏处看，留意事实和数据，根据事实判定自己的担忧是否合理（如发病率、死亡率、治愈率、医疗方法的发展、新的药物等）。多回忆在每一次遇到心理危机时你曾如何面对。重新肯定自己身为一个个体的能力。以合理的态度看待事情，尝试以更广阔的角度了解问题的影响，要相信问题虽然会带来短暂的影响，但长远而言，这些问题终将成为过去。保持对前景的盼望，即使在疫情期间，也不要忽略身边的美好事物。

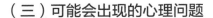

### （三）可能会出现的心理问题

如果你或周围的人有下列的感受或状况，并持续超过两周以上，请尽快到精神科或临床心理科就医或寻找专业心理师求助。例如，恐惧，无法感觉安全；对自己或是其他任何人失去信心；自尊丧失，感觉羞耻，痛恨自己；感觉无助；感觉空虚；感觉自己变得迟钝及麻木；变得退缩或孤立；睡眠差，入睡困难，早醒等。

### （四）如果自己或家人是隔离者

"隔离"对普通人而言并不寻常。面对一个陌生而且不确定的环境，我们常因自我环境控制力被限制而产生不满情绪，又因空间封闭，孤立无援的恐惧感容易扩大，我们只是需要学习如何面对"隔离"。

1. 可能的扰人情绪

（1）突然到来的人身自由限制，可能会造成暂时的慌张、不知所措：这是很自然的反应，不必过分强求自己保持镇定。压抑情绪反而会影响后续的抗压能力。

（2）可能会出现抱怨、愤怒：这时候，你需要给自己找一个适当的发泄口，如打电话向朋友倾诉。

（3）感到沮丧、孤独、被抛弃：这时候，可以通过网络等技术手段，找到有同样遭遇的朋友，相互鼓励、倾诉、增强信心。

当焦虑感来临时，建议用自己的兴趣爱好，或者其他可转移注意力的方式，帮助减轻焦虑。

2. 正确面对"患得患失"

面对一个不明朗与不确定的处境，各种的担心与忧虑都会出现。这些心情可能会伴随着"患得患失"而来。例如，中断的工作怎么办？要是真的感染了病毒怎么办？此时要尽量转移注意力，不要让这些念头持续扩张。

如果你很难打消这些念头，不必强求，不要总是坐着或躺着，让这些"患得患失"的念头始终围绕在心里。可以一面带着这些念头，一面去做其他的事，虽然会分心，但还是要让自己"动"起来。

3. 积极抗压

给自己做一份规律的作息时间表，以及尽可能把生活品质维持在一个水平：有工作时段、休息时段、娱乐时段、运动时段、进餐时段等，每日照做。

4. 稳定自己的心理状态

（1）保持对他人的关怀：即使在隔离的空间内，你也能够找到帮助其他人的办法，成为一个助人者。

（2）保持与外界的沟通：不管是向人倾诉，还是记录自己情绪的日记，都会很有帮助。

（3）避免信息过载：理性获取权威来源的内、外部资讯，避免不必要的恐慌。谣言和耸人听闻的消息都是信心的隐形杀手，要提高警惕。

5. 适应自己的新身份——被隔离者

就像新生入学一样，刚开始你需要花点时间熟悉一下，新的身份有哪些规范、权利和义务。当你适应后，一些不舒服的感觉会渐渐淡去。

对于没有被隔离的邻居或同事们，也需要给他们一点时间适应，短暂的异样眼光或人际距离感的变化是避免不了的，但你不必把别人的无知转变成伤害自己的工具。

6. 帮助被隔离的家人做好心理调适

（1）电话鼓励，倾听感受：当你的家人出现疑似症状，需要隔离时，你可能会因为觉得帮不上忙而感到焦虑。但你们是可以通电话或视频联系的，你可以在电话里鼓励他们，倾听感受，让他们减少孤单的感觉，但不要对他们的情绪反应提供太多判断或过度解释。

（2）分享自己最近的心情：但不要只顾表达自己的情绪与不满，要记得电话那头的家人正处在更不自由的情况下，需要更多支持和关注。

（3）关注被隔离家人的物质需求：除了食品、衣物等基本需求外，也要提供书、音乐或电影，关注他们的精神需求。

（4）关注自身心理健康水平：如果自身的情绪已经不太好，记得先关注自己的心理需求，比如找一个值得信赖的朋友谈谈，宣泄自己的压力，然后再去支持被隔离的家人。

（5）始终保持一种"适度"的关心：对被隔离家人的需求保持敏感，做到适时关心，但不要太夸张，也不要让他们觉得被遗忘。有时候，他们会出于好意掩饰、压抑一些负性情绪，但这种方式会让他们觉得更孤单。所以，你需要在接触他们的时候保持敏感，或者直接一点，问问他们的心情。如果感觉到了不寻常，要及时联系医护人员或卫生主管单位。

### （五）如果自己疑似感染新冠肺炎

（1）戴口罩，做好防护，立即就近求医，注意尽量不要搭乘公共交通工具。到达医院后，遵从医嘱，配合检测、治疗。

（2）在就医前，应该通知家人、单位（包括学校或公司、相关亲朋好友、近期曾接触人员等），为将来可能的住院、隔离、排查等措施做好准备。

（3）在做上面这几件事的过程中，自我情绪管理相当重要，切记保持冷静。如果你觉察到焦虑、恐惧、担心的情绪强烈且无法消除，一定要及时寻求专业心理师的协助，稳定情绪、冷静处理所面临的危机。同时，不要胡思乱想、老往坏处想，尽力做好万全准备，维持正面思考。

### （六）如果邻居疑似感染新冠肺炎

（1）冷静下来，回忆自己或家人是否曾与之有过接触或接近。如果有，请先进行自我隔离、观察，并做好相关生活事宜的准备。记住此时任何的焦虑、烦恼等负性情绪，都是没有帮助的。

（2）即使没有接触过病患，周边的人也可能有所接触过，你可以友善地提醒他们："此次新冠肺炎病毒的变异情况我们还未完全把控，最近（至少14天内）就不要有任何往来了。"态度要保持尊重、鼓励，避免人际冲突与摩擦。

（3）通知相关社区、单位、学校或公司，进行环境消毒和防疫措施。冷静、关怀、鼓励是避免伤害的良方。

### （七）如果自己或家人因被隔离而遭受排斥

你可以试着从这样的角度来思考这个困境：每个人都会因面对疫情感到害怕、恐慌，而做出这样的反应，就如同你得知周围的亲友可能感染时，你也可能会有此种情绪及反应，你自然能理解他们。

除了害怕受感染之外，这种反应也是一种防卫及保护自己的方式。你不必感到愤怒，因为它于事无补，你要坚定信心，不要自乱阵脚，一旦危机过去，风浪自会平静。

你能做的就是保护自己，先调整好自己的生活、生存及心理状态。如果你真的特别气愤，或对人情冷暖感到非常无奈，请向亲人、朋友或心理热线倾诉，绝对不要闷着，待情绪宣泄过后，再试着调适自己。

> **案例** 疫情期间因公共交通风险引发焦虑的心理危机干预
>
> 1. 求助者基本情况
>
> 陈某，男，53岁。1月中旬，其乘坐的航班曾经停武汉，回本地后接受居家隔离观察。观察十余天，身体状况正常，但其仍非常焦虑不安，总觉得自己有染病风险，且担心会影响家人。每天不断查看疫情信息，尤其是关注自己所乘坐的航班有无乘客感染，惶惶不可终日，自觉生不如死，因而在线上云医院寻求心理帮助。
>
> 2. 应对策略
>
> （1）将求助者在当前疫情影响下的焦虑、紧张情绪正常化，对害怕染病的恐惧及感染家人的担忧等情绪进行共情。
>
> （2）建议其在对自身身体状况进行日常观察的同时，保持合理作息和一定的运动量，放松心态，做一些其他事情转移注意力。
>
> （3）建议减少手机刷屏时间，如每天查看疫情信息不超过1个小时，睡前不查阅相关信息等。
>
> （4）教给求助者两三个可在家自行练习的放松小技巧，如腹式呼吸放松、蝴蝶拍等。
>
> （5）建议有需要时可直接拨打当地24小时心理援助热线寻求专业心理危机干预。

## 九、疫情期间的睡眠健康

### （一）睡眠不足对身体有哪些影响？

短期睡眠不足会导致反应迟钝、记忆力减退、注意力无法集中等，长期睡眠不足可能会导致失眠抑郁、加速衰老、内分泌紊乱等，甚至导致免疫力降低，增加患病风险。

### （二）睡眠是不是越多越好呢？

疫情期间，很多人的状态就是"吃了就睡，睡醒了没事干就接着睡"，几乎完全失去了对生活的激情，即便钟南山院士建议大家待在家里不要出门、不要聚会、不要走亲访友，但是这并不意味着就可以在家里"使劲地睡"。

睡眠不是越多越好，良好的睡眠要把握"刚刚好"的量。这个量因人而

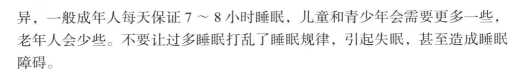

异，一般成年人每天保证 7 ~ 8 小时睡眠，儿童和青少年会需要更多一些，老年人会少些。不要让过多睡眠打乱了睡眠规律，引起失眠，甚至造成睡眠障碍。

### （三）怎样判断自己的睡眠质量呢？

睡眠质量是否良好，可以用这几条标准判断：一是入睡快，在 10 ~ 20 分钟左右入睡；二是睡眠深，呼吸深长不易惊醒；三是无起夜或很少起夜，无惊梦现象，醒后很快忘记梦境；四是起床快，早晨起床后精神好；五是白天头脑清醒，工作效率高，不困倦。

### （四）怎样保证好的睡眠质量呢？

1. 维持正常的睡眠节奏

这是养成稳定作息习惯的一部分，正常的睡眠节奏就是指有规律的睡眠，要顺应身体的需求，不熬夜，保证睡眠充足。

2. 营造适宜的睡眠环境

应选择光线较暗的房间，环境安静，温度、湿度适宜，身体感觉舒适，控制在床上看电视、电脑、手机及其他电子产品的时间，使用时间过长的话，它们作为辐射源不仅影响睡眠质量，还可引起焦虑、烦躁等心理问题。

3. 做好睡前准备

睡前要放松心情，可以洗个温水澡、用热水泡脚、听轻音乐等，尽量放松心情，不要胡思乱想。另外，睡前不要饮用咖啡、浓茶等会让人兴奋的饮品，不抽烟，不暴饮暴食等，否则会严重影响睡眠质量，甚至造成失眠。另外，下午 4 点以后不看恐怖片等刺激性影像，睡前 30 分钟不做剧烈运动，它们会让人身体处于紧张状态，导致入睡困难。

4. 每天保持一定的体育锻炼

一定的体育锻炼有助于睡眠。晚上失眠，白天更不能老躺在床上或沙发上。疫情期间可以在室内进行一定的体育锻炼，在阳台晒晒太阳等。

5. 多晒晒太阳

阳光有助于改善人体昼夜生物节律。褪黑素是一种节律激素，有助于睡眠，而光线会抑制褪黑素的分泌，夜晚体内褪黑素的水平达到高峰。很多倒夜班的人就无法遵循正常的昼夜节律，易发生一些睡眠问题。

### （五）失眠的刺激控制疗法

新冠肺炎带来了一系列的社会心理问题，人们产生焦虑、抑郁、孤独等负性情绪，可能导致失眠。这种由心理、精神因素导致的失眠，实际上是一种行为上的条件反射，有效的应对方法之一是行为治疗，其中刺激控制疗法为首选。

刺激控制疗法是一套帮助失眠者减少与睡眠无关行为和建立规律性睡眠 - 觉醒模式的程序。目的在于使失眠者不要与失眠的条件建立联系，而与睡眠建立关联，并使机体形成正常的睡眠 - 觉醒节律。具体做法是：

（1）除了睡觉以外，其他时间不待在床上或卧室里。把床当作睡觉的专用场所，不在床上从事与睡觉无关的活动，如看书、看电视、听广播等。

（2）躺在床上 30 分钟后如果仍睡不着，必须起床离开房间，做些缓和的事情，如在客厅慢慢踱步，等真正有了睡意时再上床。上床后如还不能迅速入睡，就再马上起床，在沙发上坐一会儿，等有睡意再上床。要特别注意的是，睡不着离开房间的时候，不要想着"等会儿我再回床上睡"，而要想着"我不再睡了，我不能再睡了"。离开房间后进行的活动，要缓和、平静、少刺激，灯光应尽量暗一些，不要抽烟、吃东西或做操。

（3）整夜之中，只要中途醒来而又不能迅速再入睡，都应按上一条的方法进行。

（4）无论晚上睡眠质量如何，每天早晨都要坚持在同一时刻起床。

（5）白天决不上床睡觉，也不在沙发上打盹。

条件反射的建立是一个缓慢的过程，要持之以恒才能获得疗效。开始时，会睡得很少，但如果能坚持训练下去，睡眠时间会逐渐延长。

### （六）睡眠限制疗法

大多数失眠者企图通过增加卧床时间来弥补睡眠的缺失感，严重的失眠者甚至长时间赖床以等待哪怕只有 1 小时的"真正"睡着的时间，但常常事与愿违，反而使睡眠质量进一步下降。越延长睡眠时间，睡眠质量越差，失眠越严重。有些失眠者在床上辗转反侧，腰背、肩颈都睡痛了，不得不起床，夜间花不少的时间游走于沙发和床之间，起床后昏昏沉沉，脑子发胀，不得不在沙发上躺一躺。部分以入睡困难为主的失眠者，可能存在身体疲惫但睡意不足，或存在某种娱乐需要，或排遣空虚的需要，过早上床寻找平衡，建立了不好的睡前习惯。大脑的兴奋性又受到来自手机、电视、书籍等信息的影响，导致最直接、最简单的"上床就睡"模式被破坏，卧床时间在无意中被延长。也有部分失眠者感觉夜间睡眠浅、梦多，或者早上没有太重要的事，醒后就赖床，或醒了之后又再入睡，通过赖床或再入睡来寻找彻底舒适或清醒的感觉，这是有意延长起床时间的赖床者或失眠者。还有一些失眠者，白天感觉困倦就睡一觉，学习或工作压力因为困倦或精力不济而偏大，压力积累又让精神或身体更疲惫。他们不愿意活动，有机会就补觉，能够在不舒适的座位上或桌子上睡上一会儿，或者白天多次上床睡觉。

睡眠限制疗法就适合用于以上的失眠情况，通过缩短卧在床上的清醒时间，增加入睡的驱动力，以提高睡眠效率。睡眠限制疗法适用于普通或困难的失眠者，是一套非常经典的有效行为干预措施，可以独立应用于失眠治疗，也可以配合药物治疗或物理治疗同步进行。

睡眠限制疗法是打破习惯性睡眠模式的强有力手段，强行建立床与睡眠的条件反射，剥夺床上一切的非睡眠行为。目的在于减少失眠者卧床总时间，增加睡眠时间占卧床时间的比例，使失眠者对睡眠的渴望增加。最终可以上床就睡着，夜间几乎不醒，白天精力更充沛。

睡眠限制疗法的要点：

（1）减少卧床时间，可以一次减少1个半小时；也可以每次减少半小时，分多次逐步减少。

（2）可以延迟入睡，提早起床，减少日间睡眠，或者进行组合的缩短睡眠时间的调整，以便卧床时间接近睡着的时间。

（3）行动的目标是提升睡眠效率（即：睡眠时间/卧床时间×100%）超过85%。

（4）睡眠效率只有持续1周超过85%的时候，才可延长15～30分钟的卧床时间。

（5）当睡眠效率低于80%时，必须继续减少15～30分钟的卧床时间。

（6）睡眠效率在80%～85%时，则保持卧床时间不变。

（7）避免非习惯性的午睡，如果失眠之前有午睡习惯，可以控制不超过30分钟；但严格的睡眠限制是不允许午睡及其他任何时间小睡的。

（8）每天尽量保持规律的入睡、起床时间。

要实施睡眠限制疗法需要符合以下条件：睡眠教育、刺激控制法、药物治疗等方法效果不佳；失眠者有强烈的意愿借助非药物手段来恢复睡眠；必须主动邀请并得到他人的帮助，建议在专业人员的帮助下进行渐进式的睡眠限制疗法；对行动必须有严格的日记，包括睡眠日记、被帮助的日记、情绪日记等；必须计划和执行非睡眠状态的多项活动，保持困倦状态下的神经唤醒；睡眠限制疗法期间要避免驾车等各种高危活动；患发作性睡病、睡眠呼吸暂停综合征等特殊睡眠障碍时禁止；除了失眠外，没有严重的躯体疾病，如心衰、肝功能不全、感染、肾功能不全、不稳定的高血压病及糖尿病等；极端限制式的睡眠限制疗法要求更好的躯体健康状态；及时得到精神科医生、睡眠科医生的指导。

**案例** **担心疫情而失眠的中年人**

1. 求助者基本情况

高某某，男，45 岁。其三年前曾因失眠一个月到当地心理咨询治疗中心接受治疗，一个月后睡眠恢复正常，三年来未再出现睡眠障碍。新冠肺炎疫情暴发后，两周多未出家门，对疫情特别关注，每天在手机上看关于新冠肺炎疫情新闻的时间超过 2 小时，近一周感到焦虑、烦躁、紧张，并出现失眠的症状（晚上躺在床上 2 小时仍不能入睡，夜间易醒，白天精神恍惚，无精打采）。因此又来就诊。

2. 应对策略

（1）帮助求助者调整心态，分析他本人没有到过武汉，也没有与新冠肺炎患者或疑似患者接触，可能被感染的概率非常小，而且他也没有出现发烧、流涕等症状，不必过分担心和焦虑。

（2）建议求助者改变日常行为，如白天可以在室内进行适度的体育锻炼、多晒晒太阳、与家人聊聊天、睡前不查阅疫情信息等。

（3）针对失眠问题，对求助者进行睡眠健康教育，如维持正常的睡眠节律，每天按时作息，营造适宜的睡眠环境、做好睡前准备等。建议求助者采用刺激控制疗法，强行建立并加强睡眠和床的条件反射，以缓解失眠的症状。若以上做法效果不明显，可进行睡眠限制疗法，如减少卧床时间、避免白天补觉等。

（4）对求助者焦虑、烦躁、紧张情绪给予疏导，教授腹式呼吸放松、肌肉放松训练等放松小技术。

（5）必要时可在睡前服用抗焦虑药物或者催眠药物。

# 主要参考文献

方新，高隽．唤醒你的内在生命力．https://mp.weixin.qq.com/s/s8VFnxIrpdpb_
　　jHlGH0hmg [2020-01-26].

胡珍玉．常见心理疾病案例集．北京：科学技术文献出版社，2018.

国家卫生健康委员会．新型冠状病毒感染的肺炎诊疗方案（试行第七版）．http://
　　www.nhc.gov.cn/yzygj/s7653p/202003/46c9294a7dfe4cef80dc7f5912eb1989.
　　shtml [2020-03-03 ].

国家卫生健康委员会．关于印发新型冠状病毒感染的肺炎疫情紧急心理危机干预
　　指导原则的通知．http://zw.china.com.cn/2020-01/27/content_75652045.html
　　[2020-01-27].

国家卫生健康委员会．关于印发新型冠状病毒感染不同风险人群防护指南和预防
　　新型冠状病毒感染的肺炎口罩使用指南的通知．http://www.nhc.gov.cn/xcs/
　　zhengcwj/202001/a3a261dabfcf4c3fa365d4eb07ddab34.shtml [2020-01-31].

卫生部疾病预防控制局．灾难心理危机干预培训手册．北京：人民卫生出版社，
　　2008.

杨甫德，陈彦方．中国失眠防治指南．北京：人民卫生出版社，2012.

赵旭东，刘中民．抗疫·心安：大疫心理自助救援全民读本．上海：上海科学技
　　术出版社，2020.

中国心理学会心理咨询师工作委员会，中国心理卫生协会心理咨询师专业委员
　　会．自助助人，抗击疫情——给全国心理咨询师同仁的倡议书．http://www.
　　cpsbeijing.org/cms/show.action?code=publish_402880766305a05d016305ffc27
　　10078&siteid=100000&newsid=dc4d5b9fc5a74adaa3d2d3e1b887e327&channel
　　id=0000000036 [2020-01-29].

# 后 记

　　"没有一个冬天不可逾越，没有一个春天不会来临。"当前，新冠肺炎疫情仍处于发展阶段，局部地区尚有上升趋势。随着连日来各地治愈出院病例数稳步增加，再加上火神山医院、雷神山医院等相继交付使用，都让人们对打赢疫情防控阻击战的信心愈加坚定。14 亿多中华儿女践行守望相助的理念，铸牢中华民族共同体意识，紧紧团结在以习近平同志为核心的党中央周围，同时间赛跑、与病魔较量，相信冬天再酷寒，春天也会如期到来。

　　2020 年 1 月 27 日，国家卫生健康委员会疾病预防控制局发布《新型冠状病毒感染的肺炎疫情紧急心理危机干预指导原则》。这本手册不仅充分反映了该指导原则要求内容，同时结合临床一线实践和经验，列举的心理危机干预方法多是在一线开展的有效方法。我们知道，在这个时候，任何的长篇大论都显多余，故期望将最简洁有效的心理学方法运用于这次心理危机干预！本书编委为近年来参与过汶川大地震、温州"7·23"动车事故、余姚水灾等重大突发事件人群心理危机干预的专家，他们经验丰富、理论扎实。本书策划到成稿仅历时 15 天，在这段时间里，本书的编委们一直战斗在新冠肺炎防控和心理危机干预的一线，积累了新冠肺炎心理危机干预的一些经验，期望通过这本书传递给更多从事心理危机干预工作的同行们。

　　最后，感谢宁波市卫生健康委员会领导的指导，感谢浙江省医学会精神病学分会主任委员、中国心理卫生协会老年心理卫生专业委员会主任委员于恩彦教授百忙之中为本书校对审稿。特别感谢中华医学会精神病学分会主任委员李凌江教授在百忙之中对本书给予指导并欣然为本书作序。感谢宁波市科技协会的大力支持，感谢宁波市儿童青少年心理障碍及睡眠障碍品牌学科经费资助，感谢全体编委的全力以赴和全心投入！

周文华

2020 年 2 月 10 日于宁波

新型冠状病毒肺炎疫情心理危机干预实用手册